Mirtha María Peláez Vega

REABILITAÇÃO DO ACIDENTE VASCULAR CEREBRAL ISQUÉMICO

Mirtha María Peláez Vega

REABILITAÇÃO DO ACIDENTE VASCULAR CEREBRAL ISQUÉMICO

Uma abordagem à intervenção educativa com adultos mais velhos

ScienciaScripts

Imprint

Cover image: www.ingimage.com

This book is a translation from the original published under ISBN 978-613-9-06149-5.

Publisher:
Sciencia Scripts
is a trademark of
Dodo Books Indian Ocean Ltd. and OmniScriptum S.R.L publishing group

120 High Road, East Finchley, London, N2 9ED, United Kingdom
Str. Armeneasca 28/1, office 1, Chisinau MD-2012, Republic of Moldova, Europe
Printed at: see last page
ISBN: 978-620-7-87301-2

REABILITAÇÃO DE ACIDENTES VASCULARES CEREBRAIS ISQUÉMICOS

UMA ABORDAGEM À INTERVENÇÃO EDUCATIVA COM ADULTOS MAIS VELHOS

MIRTHA MARÍA PELÁEZ VEGA

2024

ÍNDICE

INTRODUÇÃO

Durante muito tempo houve pessoas que se aperceberam da necessidade de a humanidade considerar uma nova forma de conhecimento do mundo, e assim começaram a surgir os primeiros testemunhos escritos de medicina física na Grécia, Roma, China e outros territórios da Europa Ocidental, que foram os antecedentes que deram origem ao aparecimento desta ciência.

Nas sociedades feudais e capitalistas, desde o início, pouca atenção foi dada à formação de cientistas para possibilitar a educação científica da época, razão pela qual a fisiatria foi desenvolvida por alguns cientistas, que deram origem às primeiras formas de reabilitação, surgindo de forma empírica, demonstrando gradualmente na prática a sua indiscutível eficácia na reeducação motora e psicológica de pacientes com perturbações neurológicas, surgindo mais tarde as bases teóricas das suas técnicas.

Nos anos 40, o neurofisiologista Dr. Herman Kabat concebeu um método de facilitação neuromuscular proprioceptiva (FNP), dirigido ao sistema neuromuscular de pacientes com condições neurológicas, utilizando informações proprioceptivas superficiais (tácteis) e profundas (posição articular, tendão e estiramento muscular) para excitar o sistema nervoso, a fim de aumentar a força e a coordenação muscular. É utilizado principalmente em contracções isotónicas ou isométricas; para fortalecer os músculos fracos; e para estabilizar o tónus, bem como para dar velocidade ao movimento em casos propensos à lentidão. Este método continua a ser válido até aos dias de hoje com os seus seguidores e colaboradores mais próximos, os Drs. Knott e Voss (1974) publicaram o livro "Proprioceptive neuromuscular facilitation, about the original method".

Considera-se que estas actividades devem envolver a participação ativa do paciente, de modo a automatizar os novos padrões motores. O método mais difundido utilizado na Europa nos últimos 60 anos foi desenvolvido pelo Dr. Bobath em 1940 para o tratamento da paralisia cerebral (PC) e da hemiplegia em adultos; considerou o conceito de tratamento neuro-evolutivo, que pressupõe que a lesão durante a maturação cerebral causa um atraso ou interrupção do desenvolvimento motor e padrões anormais de postura e movimento. Visa essencialmente a inibição dos padrões anormais de movimento e a facilitação simultânea das actividades reflexas dos padrões normais.

Este método foi radicalmente contrariado pela teoria da terapia do movimento do Dr. Brunnstrom, desenvolvida especificamente para pacientes com doença cerebrovascular, que postula que os reflexos e sinergismos que ocorrem após a lesão são padrões normais de recuperação e devem ser estimulados.

O boom da reabilitação na América Latina começou após as duas guerras mundiais, especialmente a segunda, e também foi motivado pelas epidemias de poliomielite das décadas de 1940 e 1950. Era lógico, então, que os primeiros médicos preocupados com a reabilitação fossem ortopedistas, devido à necessidade de tratar as sequelas músculo-esqueléticas que quase sempre terminavam em deformidades que tinham de ser resolvidas cirurgicamente. Foram eles que iniciaram a reabilitação em quase todos os países.

Um dos principais problemas dos sistemas de saúde internacionais é tornar verdadeiramente eficaz a reabilitação dos doentes hemiplégicos que sofreram um acidente vascular cerebral (AVC). As doenças neurológicas são geralmente incapacitantes, causadas por diferentes alterações que fazem parte de uma cascata de eventos, desencadeados pelas manifestações de disfunção do SNC.

Desenvolver uma reabilitação especializada, a fim de garantir que os pacientes sejam capazes de funcionar no seu ambiente social com uma melhor qualidade de vida; que sejam capazes de pôr em prática os seus conhecimentos e competências para enfrentar e dar soluções aos problemas que enfrentam, em coexistência com a sua doença e com o apoio da sua família, sendo o paciente o protagonista do seu processo de reabilitação.

A reabilitação é uma opção terapêutica a considerar, aplicável em qualquer fase desta doença, potencialmente combinável com qualquer uma das outras variantes terapêuticas, oferecendo um efeito aditivo, uma vez que o seu mecanismo de ação é diferente do dos fármacos ou da cirurgia.

González e Kindelán Alonso (1997) definem, no seu livro "Reabilitação Médica", que se trata do restabelecimento do inválido nos seus máximos limites físicos, mentais, sociais, vocacionais e económicos.

A Organização Mundial de Saúde (OMS) define a reabilitação como um processo intencional de duração limitada, destinado a permitir que as pessoas com deficiências ou incapacidades atinjam um nível físico, mental ou social funcionalmente ótimo, proporcionando-lhes os meios para modificarem as suas próprias vidas (OMS, 1979).

Existe uma tendência para considerar a reabilitação destes doentes como um processo que implica um elevado consumo de recursos, tempo e esforço, exigindo para o seu desenvolvimento uma tecnologia que só pode ser aplicada por pessoal especializado nas diferentes áreas da saúde. No entanto, considera-se que os sistemas de formação para as patologias neurológicas em geral podem ser melhorados, organizados e direccionados para que o doente aprenda e participe como protagonista no decurso da sua reabilitação, com a participação da família, o que pode contribuir para uma rápida melhoria.

Com o triunfo da Revolução, foram realizados vários estudos que abordam questões relacionadas com esta patologia, publicados em revistas médicas cubanas, nomeadamente: Vera Miyar, Morales Pérez (2001); Solís de la Paz, de Armas Casal, García Peñate, Martínez Díaz (2009); Proenza Fernández, Núñez Ramírez, Gallardo Sánchez, de la Paz Castillo (2012).

O nosso município não ficou atrás no domínio da investigação, apesar de não existirem publicações sobre este tema nas revistas médicas cubanas.

Na análise dos resultados durante 2013, foram detectadas as seguintes **deficiências:**

1. A falta de informação sobre as sequelas deste tipo de patologia neurológica fornecida aos doentes e às suas famílias e a forma de os educar para as enfrentar.
2. Não utilização dos meios de comunicação social para informar e educar a população sobre esta patologia e o seu tratamento de reabilitação.
3. Baixa motivação do doente e da família para o processo de reabilitação devido à falta de conhecimento da sua patologia.
4. Falta de técnicos na sala de reabilitação para efetuar os terrenos.

Tendo em conta as insuficiências encontradas, coloca-se o seguinte **problema científico:** A falta de conhecimento do paciente e da família em reabilitação não motiva a participação sistemática durante as terapias. Para a solução do problema enunciado, formula-se o seguinte **objetivo:** Elaborar um material que reúna informação sobre a hemiplegia no acidente vascular cerebral isquémico, de forma a motivar o doente com mais de 60 anos e a sua família durante o processo de reabilitação.

Para atingir os objectivos propostos e para melhor fundamentar e demonstrar a tese, são colocadas as seguintes questões e tarefas científicas:

Questões científicas

1. Qual é o contexto histórico subjacente ao processo de reabilitação da ACV?
2. Quais são os fundamentos teóricos do processo de reabilitação de pacientes hemiplégicos?
3. Qual é a situação atual do AVC em adultos (60-74 anos de idade) no município de Guantánamo?
4. Que elementos são tidos em conta na elaboração de material informativo sobre a reabilitação do AVC?

Tarefas científicas

1. Determinação dos antecedentes históricos da reabilitação em LCA.

2. Determinação dos fundamentos teóricos que sustentam o processo de reabilitação em pacientes hemiplégicos no município de Guantánamo.
3. Caracterização do estado atual da ACV no município de Guantánamo.
4. Desenvolvimento de um material com as principais informações sobre a reabilitação do AVC para doentes e familiares.

MÉTODOS

Nível teórico:

- **Análise e síntese:** para determinar as técnicas necessárias da teoria subjacente à dissertação; para elaborar um material, as suas conclusões e interpretar o diagnóstico do problema.
- **Histórico e lógico:** para fundamentar o contexto histórico da dissertação e a sua inserção na problemática a nível comunitário.
- **Indução e dedução:** utilizadas na determinação do tratamento de reabilitação a considerar.

Nível empírico:

- **Observação: a** pedido.
- **Inquéritos:** aos doentes com esta patologia e aos seus familiares para obter informações sobre o seu modo de vida.
- **Entrevistas:** com especialistas e técnicos na sala de reabilitação para diagnosticar o estado do problema.

A nível matemático e estatístico:

- **Análise de percentagens:** para tratar os dados empíricos obtidos e determinar a proporção adequada na amostra.
- **Média aritmética:** permite encontrar o valor médio em torno do qual se situam os dados.

POPULAÇÃO E AMOSTRA

A população estudada foi constituída por 103 pacientes que frequentaram a sala de reabilitação da Policlínica Omar Ranedo Pubillones. A amostra foi constituída por 47 pacientes com diagnóstico de Doença Cerebrovascular, com idades compreendidas entre os 60 e os 74 anos, e 100 familiares de pacientes afectados pela doença.

CAPÍTULO I

Antecedentes históricos subjacentes ao processo de reabilitação das ACV

Desde a antiguidade, Hipócrates - reconhecido como o pai da medicina, há mais de 2400 anos - identificou e descreveu o AVC como "o aparecimento súbito de paralisia".

Na antiguidade, o AVC era conhecido como apoplexia*, um termo geral que os médicos aplicavam a qualquer pessoa subitamente afetada por uma paralisia. Dado que muitas doenças podem levar a uma paralisia súbita, o termo apoplexia não indicava um diagnóstico ou uma causa específica. Os médicos sabiam muito pouco sobre a causa do acidente vascular cerebral e a única terapia estabelecida era alimentar e cuidar do doente até que o acidente vascular cerebral seguisse o seu curso.

A primeira pessoa a investigar os sinais patológicos do AVC foi Johann Jacob Wepfer. Nascido em Schaffhausen, na Suíça, em 1620, Wepfer estudou medicina e foi o primeiro a identificar os sinais "post-mortem" de hemorragia nos cérebros de doentes com AVC falecidos. A partir de estudos de autópsia, adquiriu conhecimentos sobre as artérias carótidas e vertebrais que fornecem sangue ao cérebro. Wepfer foi também a primeira pessoa a indicar que o AVC, para além de ser causado por uma hemorragia no cérebro, podia também ser causado por um bloqueio de uma das principais artérias que fornecem sangue ao cérebro. Assim, o AVC passou a ser conhecido como doença cerebrovascular ("cérebro" refere-se a uma parte do cérebro; "vascular" refere-se a vasos sanguíneos e artérias).

A ciência médica acabaria por confirmar as hipóteses de Wepfer, mas até muito recentemente os médicos pouco podiam oferecer em termos de terapia. Nas últimas duas décadas, os investigadores básicos e clínicos, muitos deles patrocinados e financiados em parte pelo National Institute of Neurological Disorders and Stroke (NINDS), aprenderam muito sobre o AVC. (NINDS 2000)

É verdade que, em espanhol, o acidente vascular cerebral é popularmente conhecido por múltiplos nomes: enfarte cerebral, trombose, embolia, derrame, hemorragia cerebral, apoplexia, Ictus e doença cerebrovascular, o que provoca uma grande confusão quanto ao conceito e à diferenciação entre os seus diferentes tipos.

Os autores definem o AVC como o resultado da oclusão ou da rutura de um vaso extra no cérebro. É o mais comum dos principais problemas do sistema nervoso central de início súbito (Matarama, 2005).

O Dr. Ruíz García Dania define o acidente vascular cerebral (AVC) como a disfunção neurológica do Sistema Nervoso Central (SNC) devido à afeção dos vasos que o irrigam. É o problema neurológico com maior impacto epidemiológico, ocupa o terceiro lugar como causa de morte no mundo ocidental e gera uma notável incapacidade física e laboral (Coletivo de autores, 2002).

Outra definição é: As doenças cerebrovasculares são a consequência de uma alteração da circulação cerebral que provoca um défice transitório ou definitivo no funcionamento de uma ou mais partes do cérebro. Também podemos defini-las como todas aquelas alterações que afectam uma parte do cérebro de forma transitória ou permanente por um mecanismo isquémico ou hemorrágico. Trata-se de uma disfunção neurológica aguda de origem vascular, de início relativamente rápido, que provoca sinais focais ou por vezes globais de alteração da função cerebral com uma duração superior a 24 horas (Coletivo de autores, 2009).

De acordo com o Grupo Espanhol de Estudo das Doenças Vasculares Cerebrais (Grupo Español de Estudio de las Enfermedades Vasculares Cerebrales), o AVC é uma perturbação súbita do fluxo sanguíneo cerebral que altera temporária ou permanentemente a função de uma região específica do cérebro. O termo ictus em espanhol é equivalente a "acidente vascular cerebral" em inglês, representando cada um ou todos os grupos de doenças cerebrovasculares, incluindo enfarte cerebral, hemorragia cerebral ou hemorragia subaracnoideia (Coletivo de autores, 2009).

Na opinião da autora, depois de analisar os conceitos acima referidos, afirma O acidente vascular cerebral (AVC) ocorre quando o fornecimento de sangue a uma parte do cérebro é abruptamente interrompido ou quando um vaso sanguíneo se rompe, derramando sangue nos espaços que rodeiam as células cerebrais.

A incidência do AVC aumenta drasticamente com a idade, a Organização Mundial de Saúde (OMS) considera-o a terceira causa de morte e a primeira causa de incapacidade na população adulta mundial e estima-se que 4,5 dos 10 milhões de mortes por ano por estas razões ocorram em países não industrializados.

Os sobreviventes de um AVC têm de lidar com uma variedade de problemas mentais e físicos, dependendo da gravidade da lesão cerebral, mas a maioria deles pode melhorar a sua qualidade de vida através de um processo de reabilitação planeado de forma consistente. De facto, todos os indivíduos com uma doença aspiram à reabilitação, que em muitos casos é conseguida com tratamento médico e noutros requer procedimentos técnicos especializados de outros ramos da ciência relacionados com a medicina, como a fisiatria.

A reabilitação através de exercícios físicos é mais frequentemente utilizada para fins terapêuticos, para a ativação do trabalho muscular devido ao seu significado biológico, fisiológico e psicológico na vida humana; ajudam os sobreviventes de AVC a reduzir a sua dependência dos seus prestadores de cuidados e a melhorar a sua qualidade de vida. A chave para uma reabilitação bem sucedida inclui a atitude da pessoa afetada, as competências da equipa de reabilitação e o ambiente social (a cooperação da família e dos amigos) (Oraza 2003).

Desde o início do triunfo revolucionário (1966), a sociedade cubana tem dedicado recursos e esforços, através do Ministério da Saúde Pública, à formação de fisioterapeutas. Os primeiros passos foram dados em hospitais como Frank País, Julio Díaz, Hermanos Almejeiras na capital e no centro de tratamento de doenças neuromotoras de Santiago de Cuba.

Os programas cubanos de formação de residentes na especialidade de medicina física e reabilitação são alimentados (1979) pela colaboração de especialistas estrangeiros, como a Dra. Elena Pedraza, cinesiologista chilena que contribui para esta formação (Castro Ruz, 2008).

Os médicos cubanos Hugo Martínez Sánchez e Eulogio Montoya Guibert começaram a formar os primeiros especialistas e a primeira licenciatura teve lugar em 1981 no Hospital de Reabilitação Julio Díaz.

Os serviços de reabilitação dos cuidados de saúde primários em Cuba estão muito desenvolvidos e estão a expandir-se nas zonas rurais, abrangendo toda a população. Em 1984, foi criado o programa de médicos e enfermeiros de família, que rapidamente incorporou a reabilitação nos cuidados de saúde primários.

Atualmente, Cuba está a fazer um grande esforço para melhorar diariamente a qualidade de vida da sua população. Entre os programas de desenvolvimento levados a cabo pela saúde pública cubana está a criação de múltiplas salas de Reabilitação Integral nos Cuidados de Saúde Primários, equipadas com a mais alta e moderna tecnologia. Este novo serviço reúne um conjunto de especialidades como: Defectologia, Terapia da Fala, Psicologia, Terapia Ocupacional, Podologia, Fisioterapia e Reabilitação, todas trabalhando de forma integral, aplicando tratamentos para a prevenção e cuidado das doenças, constituindo a fisioterapia e a reabilitação uma das especialidades de maior peso na recuperação efectiva e rápida do paciente.

Estes serviços reabilitam doentes com várias patologias, entre as quais se destacam as condições neurológicas, incluindo o acidente vascular cerebral (AVC), que é a terceira principal causa de morte no mundo desenvolvido, a seguir às doenças cardiovasculares e ao cancro, bem como a principal causa de incapacidade em adultos mais velhos, devido às sequelas motoras, sensoriais e cognitivas que existem na maioria dos doentes que sobrevivem a esta doença.

Na província de Guantánamo, o desenvolvimento da reabilitação ao nível dos cuidados primários começou com a criação da primeira sala de reabilitação no município principal, pertencente à zona central, a 23 de julho de 2004, que foi inaugurada com quatro técnicos e o Dr. Santiago Almenares como especialista; hoje, com o desenvolvimento deste processo, estes números aumentaram e existe uma sala de reabilitação para cada município e conselhos populares, que conta com um especialista ou um diplomado, e um maior número de técnicos.

Fundamentos teóricos do processo de Reabilitação em pacientes hemiplégicos

A doença cerebrovascular é um problema de saúde com elevado impacto social e económico, pois afecta um grande número de pessoas funcional e ocupacionalmente activas, gera incapacidades e sequelas e tem custos elevados para o sistema de saúde. (Coll Costa, 2008)

O processo de reabilitação em Cuba é estruturado com base na ciência contemporânea mais avançada e em total correspondência com a ideologia marxista-leninista. O carácter científico implica a tomada de partido pela verdade científica e a sua utilização humanista em resposta a esta ideologia (Castro Ruz, 2008).

Psicológico:

Os sobreviventes de um AVC devem enfrentar uma variedade de problemas mentais e físicos, as sequelas envolvem sempre um certo grau de dependência e perda de autonomia entre os adultos, causando prejuízos nas actividades da vida diária como alimentar-se, vestir-se, cuidados de higiene pessoal, uso de electrodomésticos, uso de transportes, entre outros, estas limitações trazem consigo o isolamento, a depressão, a ansiedade, o facto de ser portador de deficiência física compromete a pessoa e o meio envolvente, principalmente a família. O apoio emocional e afetivo deve estar presente durante todo o processo de reabilitação, o que permitirá uma participação ativa e interessada no processo, o que influencia significativamente o desenvolvimento da sua atividade.

Social:

Trata-se de um desafio social, porque cerca de 30% a 40% dos sobreviventes no primeiro ano após o AVC não são capazes de regressar ao trabalho e necessitam de algum tipo de ajuda para realizar as actividades básicas da vida diária, pelo que a sociedade perde pessoas que são úteis para o seu desenvolvimento. A reabilitação baseia-se no trabalho de reintegração no trabalho.

Económico:

O tratamento desta doença é muito dispendioso para o país, uma vez que o doente necessita de ser internado numa instituição hospitalar e de frequentar o serviço de reabilitação.

Por outro lado, tem também um impacto económico na família, uma vez que o doente tem de ser transferido para receber consultas e terapias para uma recuperação rápida.

Papel do pessoal de saúde:

Trata-se de um problema grave, uma vez que as terapias são prolongadas e o doente fica perturbado.

Durante o período de reabilitação, deve existir um processo de colaboração entre o doente, a família e os profissionais de saúde. Esta colaboração não se limita ao ambiente hospitalar e deve continuar ao longo de todo o curso da doença.

Nas condições especiais da família e dos doentes que sofrem desta doença neurológica, é necessária uma educação para a prevenção e o controlo dos factores de risco.

Desenvolver acções de saúde destinadas a sensibilizar os doentes de AVC para a importância da frequência de terapias.

O princípio da ligação com a vida, o trabalho e a prática da construção comunista. A modificação dos traços de personalidade destes doentes está intimamente ligada ao conceito de reabilitação, que implica a sua inserção no meio social, nas suas diversas manifestações como o estudo, o trabalho, o lazer, entre outras.

Este princípio está presente desde o planeamento das diferentes actividades que se desenvolvem durante a reabilitação, em que se quebram as barreiras entre a instituição e a vida social, fazendo com que estas respondam às necessidades sociais, permitindo a cada doente participar ativamente na sua transformação, alargar as suas experiências nas diferentes tarefas sociais, nas suas novas condições, incluindo as condições de trabalho, tendo em conta as suas particularidades individuais, interesses e motivações.

Os doentes são educados para poderem conviver na sociedade, de forma digna, como indivíduos úteis, e são incorporados nas actividades laborais e sociais, sem constituírem um fardo social, o que ratifica o carácter humanista da revolução cubana (Llanes Torres, Alonso Pavón, Amaro Hernández, 2010).

O processo de reabilitação de doentes com doenças neurológicas decorre no âmbito de um grupo de pessoas, que se agrupam segundo diferentes critérios, com determinadas características, sendo cada membro portador de características únicas que o distinguem dos restantes, que têm o direito de ser respeitados e considerados, adquirindo importância relevante o conhecimento dos problemas, necessidades e interesses profissionais e individuais dos doentes, o que permite orientá-los e ensiná-los a escolher a melhor alternativa e estimular os seus resultados.

Neste processo, todas as acções prevêem trabalhar a favor do paciente, tendo em conta as suas necessidades, interesses e características; bem como aumentar a utilização de métodos de trabalho autónomo para que o nível de exigência seja progressivamente elevado, em termos de auto-aprendizagem e autocontrolo, onde a família desempenha um papel importante.

O apoio emocional e afetivo está presente durante todo o processo de reabilitação, o que permite uma participação ativa e interessada no processo, o que influencia significativamente o desenvolvimento da sua atividade.

Na reabilitação, é essencial avaliar e conciliar o processo com as particularidades individuais (idade, nível de escolaridade, antecedentes pessoais, fase da doença, tempo de sofrimento, entre outros). Isto pode ser conseguido através da organização, planeamento e gestão da tarefa de reabilitação, que são desenvolvidos tendo em conta as características do grupo e do doente.

Com base nesta consideração, são determinados: o conteúdo, as formas, os métodos e os meios para dirigir o processo, tendo também em conta as deficiências de cada paciente e as suas possibilidades reais, para as quais os objectivos a seguir em cada paciente devem ser adaptados.

Nas condições do trabalho que realizamos, a realidade objetiva da família, as condições materiais da casa, as condições de vida, a atividade económica e social dos seus membros e, em particular, as dos doentes com doenças neurológicas, que têm um impacto subjetivo importante, são de importância vital.

Estudos científicos realizados no país sobre o modo de vida da família cubana (ICCP-2001) mostram, entre outros, os factores que influenciam o estado emocional de cada membro da família.

Outro elemento importante sobre a família é considerá-la não apenas como uma simples célula que compõe o tecido social e depende de forças históricas ou culturais, mas também como uma unidade onde os seus membros se entendem e partilham interesses, sentimentos e relações emocionais cujo clima psicológico tem impacto na atividade dos seus membros (Castro Alegret, 2004).

Nas condições especiais em que se encontram a família e os doentes que sofrem desta doença neurológica, é necessário tomar as medidas necessárias para os preparar de forma a permitir a sua participação ativa e sistemática no processo de reabilitação durante as sessões dirigidas pelo reabilitador, para lhes

CONTEÚDO

As particularidades do relevo explicam-se pela relação entre a água, os sismos e as erupções vulcânicas...

*Aristóteles (*384-322 a.C.J.)

Capítulo 1. Introdução

O estudo apresenta os resultados das investigações dos autores sobre a morfoestrutura da Cordilheira de Rila-Pirin. Aqui são analisadas as caraterísticas morfológicas das formas de relevo regionais positivas como um critério real da natureza e evolução da sua morfogénese. Para o efeito, foram estudadas e comparadas as espécies, os traços morfológicos, as dimensões espaciais, a deslocação vertical e as relações entre as unidades morfogeográficas da área de investigação.

A realização de tais pesquisas no futuro seria um importante critério de avaliação dos processos geodinâmicos litosféricos próximos à superfície e das tendências de alteração do relevo local. Esta é a atualidade deste estudo.

A investigação proposta baseia-se em:

1/ um mapa morfo-estrutural complexo (escala 1:250 000) da Cordilheira de Rila-Pirin;

2/ investigação regional e apresentação dos efeitos tectónicos listados num mapa à escala 1:250 000;

3/ Separação e apresentação cartográfica das morfoestruturas concêntricas do Quaternário (geração pós-Pleistoceno Inicial) e das morfoestruturas em cúpula (geração Pleistoceno Final - Holoceno);

4/ uma análise do carácter e da evolução da Cordilheira de Rila-Pirin durante os processos morfogenéticos do Neogénico tardio - Quaternário, de acordo com o conceito moderno de tectónica listrada e tectónica de placas;

5/ realização de diferentes análises correlativas entre as particularidades do relevo e os processos endógenos regionais.

O estudo proposto tem um carácter pioneiro. Os autores reservam-se o direito de alargar ou alterar alguns elementos das suas ideias ou conclusões durante as investigações futuras.

Capítulo 2. Bases metodológicas do estudo

O estudo morfológico regional proposto baseia-se na mobilização científica contemporânea geralmente aceite e já bem fundamentada A tectónica de placas apresenta a construção das partes superiores da crosta terrestre a partir de placas oceânicas e continentais diferentes em tamanho e número *(Tzankov,* 2013). Estas encontram-se em relações temporais e espaciais complexas por ação de processos geodinâmicos endógenos.

A construção do relevo depende do estado atual da geodinâmica regional endógena da crosta e parcialmente do manto. A sua fonte de energia é a constante fuga de energia da astenosfera terrestre. O seu impacto na "transição" nas partes mais superiores do manto *(Tzankov,* 2013) e na crosta terrestre dita a natureza da construção da estrutura crustal e determina as principais caraterísticas da topografia através dos processos morfotectónicos. Estes reflectem-se na combinação de:

1) formas regionais específicas de transferência e a interação das placas tectónicas;

2) formas de "libertação" da energia da astenosfera da superfície da Terra (vulcanismo, terramotos, alterações das caraterísticas básicas do relevo);

3) a interação entre os efeitos da tectónica de blocos e da tectónica listral na modelação das caraterísticas básicas das formas de relevo;

O impacto da tectónica listrada é essencial para a construção do relevo *(Tzankov,* 2013). A falha listrada é exclusiva da superfície terrestre e das partes mais superiores da crosta terrestre (a zona dos 10, raramente até 15-20 km - *Tzankov,* 2013). Os movimentos em numerosas falhas listradas pela rede de falhas locais *(Tzankov,* 2013) permitem a formação de morfoestruturas sincinemáticas positivas (cúpulas). Estas últimas são assentadas espacialmente em graus variáveis e dissecadas internamente por falhas angulares elevadas (normais) da rede de falhas locais *(Tzankov,* 2013).

As falhas listradas são indicadores de uma manifestação de processos de construção de relevo. As formas de relevo recém-formadas surgem em substituição de partes da produção mais antiga de desnudação - superfície de acumulação - ortoplano. É modelada pelas actividades de vários processos exógenos numa "pausa" relativamente temporária da expressão superficial da dinâmica endógena em determinada área da crosta terrestre. As ortoplacas são morfoformações epicontinentais. São constituídas por superfícies aluviais e/ou eluviais, buttes, planaltos e mesas - fragmentos de relevos antigos. No âmbito das ortoplacas estão ausentes ou quase ausentes as falhas listradas. Na emergência de uma nova geração de morfo-estruturas positivas dos restos da ortoplaca parcialmente destruída, formam-se morfo-estruturas negativas sincinemáticas - planícies, planícies, chaleiras, passagens morfo-estruturais, limiares morfo-estruturais, extensões de vales morfo-estruturais, passagens morfo-estruturais complexas, desfiladeiros morfo-estruturais. Por isso - na extensão espacial de uma unidade morfo-estrutural regional (zona, área, região) podem ser incluídas tanto as morfounidades positivas recentes como as morfo-estruturas negativas sincinemáticas ocorridas (das relíquias da ortoplaca).

O impacto de vários processos exógenos remodela as peculiaridades do relevo predestinado pela geodinâmica endógena. Os processos exógenos representam um esforço contínuo de nivelamento da superfície terrestre *(Tzankov,* 2013) e a formação de novos ortoplanos. Desta forma, estão a ser criadas as condições para a ciclagem de um relevo regional. A superfície da Terra ou superfície da esfera de relevo *(Tzankov,* 2013) formou as suas próprias caraterísticas sob os efeitos combinados das forças externas e internas da Terra e das suas fontes de energia - astenosfera e energia solar. Este facto determina a principal diferença entre a análise estrutural e a morfo-estrutural. As primeiras deformações da crosta terrestre são o produto exclusivo das forças internas da Terra *(Tzankov,* 2013). A tectónica listrada é a principal caraterística específica da análise morfoestrutural. Os movimentos ao longo das falhas listradas são devidos à geodinâmica endógena. Eles modelaram as principais caraterísticas do relevo. Os detalhes na aparência das formas de relevo devem-se à interação entre as forças internas e externas da Terra.

Um dos principais objectivos da análise morfo-estrutural é estabelecer a natureza da subordinação entre elementos morfo-estruturais regionais na área de estudo. O esquema de princípios de subordinação entre unidades morfoestruturais regionais adotado neste estudo está representado na Figura 1. As unidades morfoestruturais são de dois tipos: obrigatórias e facultativas. A primeira estabelece a sequência hierárquica das morfoestruturas regionais estabelecidas. As unidades morfoestruturais facultativas especificam certas particularidades do relevo estudado.

Fig. 1

Unidades morfotectónicas e morfoestruturais regionais

	MORPHOTECTONIC AND MORPHOSTRUCTURAL UNITS	
	GLOBAL MORPHOTECTURAS	
	CONTINENT	
	Continental margin	
Active		Passive
	Continental shelf	
	Continental slope	
Accretionary prism		Continental foot
	Collision zone	
Trans continental	Intra continental	Suture
	OCEAN	
	Oceanic bottom	
	Oceanic ridge	
	Oceanic trench	
	Hot spot	
	Island arc	
Volcanic		Avolcanic
	Subduction zone	
	Spreading zone	
	Obduction zone	
	REGIONAL MORPHOTECTURES	
	Macrotecture - Macroplate	
	Tecture - Plate	
	Microtecture - Microplate	
Continental		*Oceanic*
	REGIONAL MORPHOUNITS	
Obligatory		*Optional*
Morphostructural zone		*Morphostructural sequence*
Morphostructural area		*Morphostructural group*
Morphostructural region		*Morphostructural line (row)*
Morphostructure		Longitudinal Diagonal Transverse
	REGIONAL MORPHOSTRUCTURES	
	INITIAL	
	Orthoplain	
	DERIVATIVE	
Negative	***Faults***	***Positive***
Plain	**High angular (normal)**	**Mountain arched**
Lowland	Low angular listric	Concentric
Passage	Strike-slip	Dome-like
Complex passage	Overthrust	Comb-like
Kettle	Upperthrust	Anteclise
Threshold	Transform	Hemianteclise
Gorge	Fault bundle	Syneclise
	Fault zone	Hemisyneclise
	Listric prism	
	Listric prisms	Line (row)

Por sua vez, as relíquias do ortoplano participam na formação de muitas morfoestruturas negativas (Fig. 2).

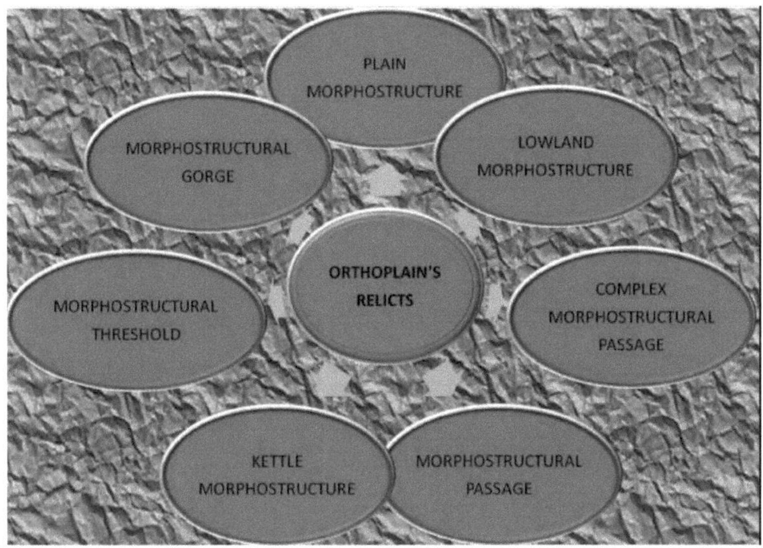

Fig. 2

Estruturas negativas moldadas pelas relíquias do ortoplano

As estruturas de falhas são representadas por falhas normais (alto angular), falhas listradas (baixo angular) e falhas de deslizamento (deslocamentos horizontais). Podem formar feixes de falhas ou zonas de falhas.

As morfoestruturas concêntricas são formas de relevo isométricas a alongadas, de grandes dimensões e positivas, que se distinguem das formas de relevo de colinas ou vales fluviais. São causadas pela destruição gradual das partes instáveis inicialmente mais elevadas das antigas morfoestruturas circulares em forma de cúpula *(Tzankov* et *al.,* 1998, 1998a). A principal diferença entre as morfoestruturas circulares concêntricas e as estruturas de falhas braquiformes profundamente desnudadas é que estas últimas são o resultado de deformação plástica numa inclinação sub horizontal ou oblíqua em relação às tensões máximas de compressão do horizonte.

As morfoestruturas do tipo cúpula (Fig. 3a) formam-se em torno de centros de elevação máximos no espaço de falhas bem orientadas por secção (bloco) de falhas normais (de grande angularidade) da superfície terrestre *(Tzankov,* 2013). O seu território é ocupado por uma rede de falhas locais. Consiste numa rede radial relativa ao centro de elevação máxima de falhas normais (alto angular) e falhas concêntricas listradas (baixo angular) *(Tzankov,* 2013). As áreas entre a intersecção de duas falhas radiais e concêntricas adjacentes são prismas listrados limitados (*Tzankov*, 2013). A sua superfície superior corresponde a um segmento da superfície da ortoplaca. Os prismas listrados numa direção radial formam um número listrado. Ela desce gradualmente do centro para a periferia da morfoestrutura. A totalidade dos prismas listrados forma as principais caraterísticas do relevo da morfoestrutura. As morfoestruturas em cúpula ocorreram unicamente sob a ação de uma deformação frágil. As passagens morfoestruturais complexas (Fig.3b) são morfoestruturas negativas relativamente estreitas e longas, espacialmente predeterminadas por falhas activas singenéticas.

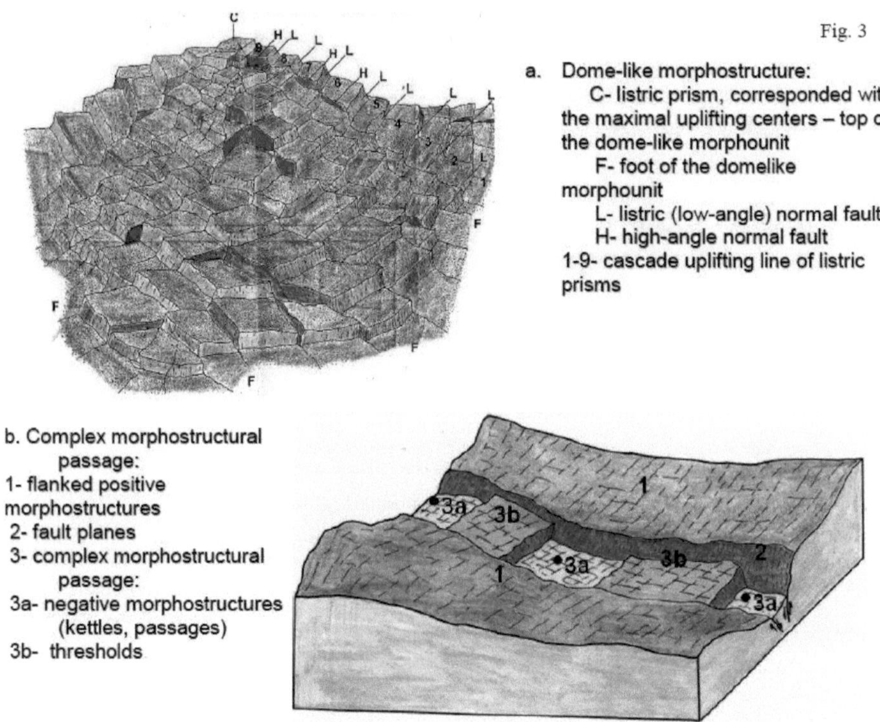

As morfoestruturas de montanhas arqueadas são formas de relevo positivas prolongadas com uma forma arqueada. Como o nome sugere, são caraterísticas das regiões orogénicas da Terra e representam algumas das mais jovens e, ao mesmo tempo, as maiores morfounidades.

As anteclises e sineclises e as suas versões fragmentárias (hemianteclise, hemisineclise) são dobras bastante planas com forma irregular e formam-se na superfície da ortoplaca. São delineadas por elementos morfoestruturais semelhantes a pentes. Estes últimos são constituídos por uma parte monolítica (fragmento) da superfície da ortoplaca, relativamente mais elevada e erigida, e por extensões progressivamente alargadas, que se vão decaindo.

A escala dos mapas é de grande importância nas investigações morfoestruturais e morfotectónicas regionais. Ela determina o nível de informatividade dos mapas. Estes últimos são separados em mapas de pequena escala, de média escala e de grande escala.

Os mapas morfo-estruturais e morfotectónicos de pequena escala (com escalas inferiores a 1:500 000) servem como uma visão geral das comparações mais comuns entre a topografia de áreas terrestres de grande dimensão. Podem conter limites de áreas morfo-estruturais e, por vezes, sobre áreas e regiões morfo-estruturais.

Os mapas morfo-estruturais e morfotectónicos de média escala (com uma escala entre 1:500 000-1:100 000) informam sobre o âmbito das áreas morfo-estruturais, zonas, regiões, grupos de unidades morfo-estruturais, centros de elevação máxima, vestígios de morfo-estruturas concêntricas mais antigas, relíquias da ortoplaca de origem.

Os mapas morfoestruturais e morfotectónicos de pequena escala (com escalas superiores a 1:100 000) contêm diferentes pormenores da estrutura interna e caraterísticas de diferentes morfoestruturas.

Os centros de elevação máxima da Morfoestrutura informaram sobre a velocidade relativa do deslocamento vertical e a delimitação de áreas com diferentes taxas de processos orogénicos.

A escala do estudo proposto é de 1: 250 000. Foi a mais adequada para a apresentação do ambiente morfo-estrutural global na topografia diversificada em mosaico da parte oriental da Península Balcânica.

O mapa morfo-estrutural anexo ao estudo, à escala 1:250 000, é um ponto de partida para determinar a extensão da destruição da ortoplaca de origem pelos processos orogénicos nas unidades morfo-estruturais regionais em toda a parte oriental da Península Balcânica. O rácio da área entre as relíquias da ortoplaca e as unidades morfoestruturais recém-formadas é um critério importante para determinar a velocidade relativa da orogénese regional do Pleistoceno Final-Holoceno.

O esclarecimento do ambiente morfotectónico regional é necessário para realizar uma análise correlativa entre a descoberta da morfoestrutura e os resultados da investigação sísmica e paleogeográfica previamente realizada e as várias caraterísticas morfoesculturais dos terrenos pesquisados.

A análise correlativa entre as caraterísticas morfológicas da topografia e os eventos regionais de risco sísmico permite a interpretação dos processos geodinâmicos na crosta terrestre.

Estas e muitas outras oportunidades de análises e interpretações comparativas sugerem a necessidade de um mapa morfo-estrutural regional tão detalhado quanto possível (de acordo com a escala aceite) na investigação e análise morfotectónica moderna.

A abordagem teórica e metodológica adoptada para o estudo tem o carácter de um "sistema aberto". Pode ser complementada com inovações científicas e eliminar imprecisões e ideias científicas desactualizadas.

Capítulo 3. Levantamento oro-hidrográfico

A cordilheira de Rila-Pirin inclui uma série de montanhas altas, médias e baixas, ordenadas submeridionalmente em ambos os lados da fronteira búlgaro-grega. Esta cordilheira é o maciço montanhoso mais alto e compacto da Bulgária.

A cordilheira observada faz fronteira a norte com a montanha de Vitosha, a oeste e a leste com os vales dos rios Struma e Mesta e a sul quase alcança a costa do Mar Egeu (Fig.4). A cordilheira atinge um comprimento de quase 190 km com uma largura máxima de 51,5 km (dentro da montanha Rila).

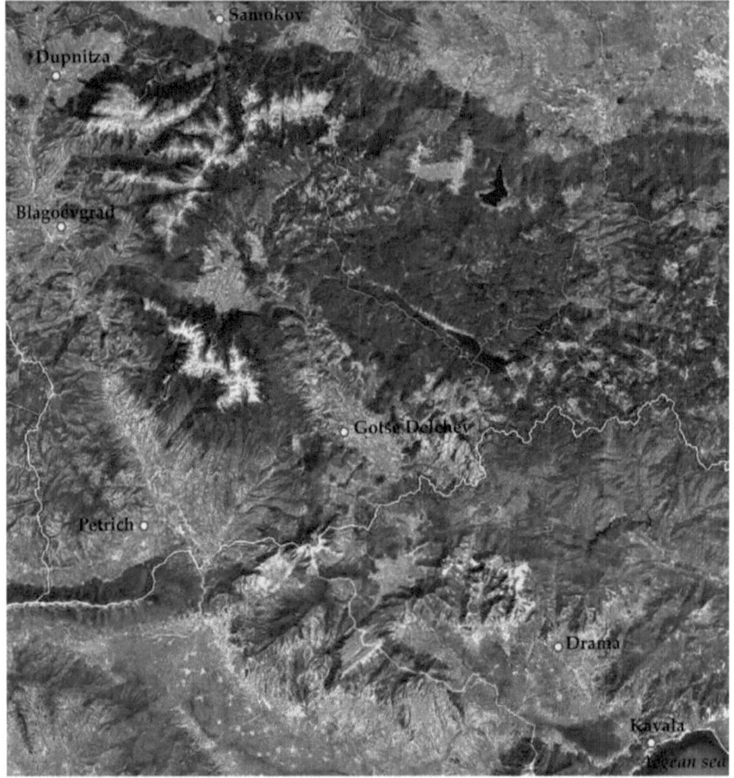

Fig.4

Mapa de prospeção da cadeia de montanhas Rila-Pirin

A cordilheira de Rila-Pirin inclui, de norte a sul, as seguintes unidades montanhosas: Montanha Rila, Montanha Pirin, Montanha Slavyanka, Montanha Stargach, Montanha Mavro vouno, Montanha Vrontous, Montanha Menoikio, Montanha Pangeo e Montanha Eleohorion. A cordilheira investigada é flanqueada a oeste e a leste pelos vales dos rios Struma e Mesta.

Rila é a montanha mais alta da parte oriental dos Balcãs (pico de Musala -2925 m). A área morfo-estrutural de Rila coincide espacialmente com o maciço em forma de cúpula da montanha de Rila. Faz fronteira com a montanha de Vitosha a norte, com o vale do rio Struma a oeste, através da sela de Predela com a montanha de Pirin a sul e com a chaleira de Razlog e a sela de Avramova (1295 m) a leste. Dentro destes limites, a montanha de Rila ocupa uma área de 2629 km^2, com um comprimento máximo de norte a sul de 82,8 km e uma largura máxima de oeste a leste de 51,5 km. Em termos morfométricos, a zona de montanha alta (alpina) ocupa cerca de 32% da área total, enquanto 20% da área pertence à zona de montanha sub-alpina (acima de 2200 m de altitude).

O aspeto morfológico monolítico é sublinhado por vales impressionantes e profundamente esculpidos (pelo rio Rilska (51 km) e pelo seu afluente esquerdo, o rio Iliyna (16 km), tal como no rio Beli Iskar (28 km), cujo corte atinge 1000-1100 m - estes são os vales mais profundos da Bulgária). Aqui mede-se o valor máximo da inclinação média do declive no país - 42° *(Geografia da Bulgária,* 1997). Na cordilheira da montanha de Rila, o corte vertical da rede de vales atinge valores entre 600-800 m/Km^2, como em alguns locais atinge um valor de 1300 m/Km^2. As zonas montanhosas mais elevadas elevam-se a 1600-2100 m acima do sopé das montanhas, delineadas por faixas estreitas com elevados níveis de segmentação horizontal - 2,5-3,0 Km/Km^2.

Na cúpula altamente elevada da Montanha de Rila são visíveis dois sistemas de falhas - concêntricas que definem os contornos da montanha (as falhas têm o carácter de falhas normais) e radiais dirigidas para a parte central da Montanha de Rila e influenciaram o desenvolvimento dos vales dos rios.

Galabov et al. (1956) separam na montanha Rila Parte norte - Cordilheira de Malyovitsa, parte central - Cordilheira de Skakavets e parte sul - Cordilheira de Yakoruda.

A parte norte estende-se entre o rio Struma (entre as cidades de Dupnitsa e Rila) a oeste, na extremidade sul da caldeira Sapareva, a norte com o rio Dzherman e o rio Beli Iskar, o rio Levi Iskar a leste e o rio Manastirska e o rio Rilska a sul. Os picos mais proeminentes aqui são: Malyovitsa (2729 m), Kalin (2667 m) u Kabul (2531 m).

A parte central é rodeada a oeste pelos rios Levi Iskar e Manastirska reka, a sul pelo rio Iliyna (16 km) e a montante do rio Beli Iskar (28 km), e a leste pelo rio Beli Iskar e a norte pela jusante do rio Cherni Iskar (23 km). Aqui está localizado o nó de alta montanha do pico Cherna Polyana (2716 m).

A parte sudoeste estende-se a oeste do vale do Médio Struma (entre as cidades de Rila, Blagoevgrad e Simitli), a norte da sela de Predel (1140 m) e da extremidade sul da caldeira de Razlog (entre as cidades de Razlog e Belitsa), a oeste do rio Belishka (23 km) e a sul do maciço de Cherna Polyana (2716 m). Aqui estão os cumes das montanhas: Pico Golyam Mechi vrah (2618 m), Pico Ravnik (2419 m), Pico Tsarev vrah (2376 m) e Pico Kapatnik (2170 m).

A parte oriental da montanha de Rila (conhecida como cumeada de Belmenski) apresenta algumas especificidades oro-hidrográficas. As suas cristas têm um carácter montanhoso médio a elevado, com formas topográficas relativamente mais arredondadas. A direção das cristas é basicamente sudoeste-nordeste. Dá a impressão de menor altitude e de um número muito menor de lagos. Nesta parte da montanha, os vestígios de atividade glaciar são escassos e quase desapareceram. A explicação das diferenças entre a parte ocidental e oriental da montanha de Rila é dada na secção relativa às áreas morfoestruturais.

No seu conjunto, o relevo das terras estudadas é extremamente montanhoso (alpino). Apresenta picos rochosos acentuados, encostas íngremes e vales fluviais estreitos e profundamente curvos. As partes norte e central foram afectadas por processos glaciares e periglaciares *(Galabov et al., 1956).* Durante o Quaternário, a linha de neve situava-se a cerca de 2200 m de altitude. O rio Iskar (340 km) - o rio mais longo da Bulgária (340 km), nasce na parte central.

A montanha de Rila é um importante nó hidrológico, representando cerca de 1/4 de todo o potencial hídrico do país. A montanha insere-se numa subzona hidrológica montanhosa com influência climática continental. Nas suas encostas setentrionais e no pico de Musala encontra-se a principal bacia hidrográfica, que separa as duas bacias de drenagem a que pertencem os rios da montanha de Rila - o Mar Negro e o Egeu. O regime dos rios da montanha de Rila está diretamente relacionado com a altitude e cerca de metade das reservas de água das montanhas situam-se a altitudes superiores a 2050 m. Alguns dos rios mais longos e profundos dos Balcãs têm origem na montanha de Rila, incluindo o Iskar (340 km), o Maritsa (321 km do território búlgaro) e o Mesta (126 km do território búlgaro). As nascentes de muitos afluentes destes rios e também de afluentes do rio Struma estão localizadas nas partes altas da montanha de Rila - o Beli, Levi, Prav e Cherni Iskar, o Byala e Cherna Mesta, e os rios Belishka, Blagoevgradska Bistritsa (41 km), Gradevska (31 km) e Rilska (51 km). No território da montanha formam-se cerca de 10% dos recursos hídricos dos rios Struma e Mesta, mais de 5% do rio Maritsa e mais de 8% do rio Iskar. A frescura dos rios ocorre na primavera/verão e a baixa-mar no verão/outono (nas cinturas montanhosas altas - no inverno).

As condições para a formação de águas subterrâneas são variadas. As maiores quantidades dessas águas encontram-se em sedimentos glaciares e fluviais poderosos e em toalhas de mesa de screes nas encostas. Existem cerca de 233 lagos, dos quais 189 têm origem glaciar e os restantes têm origem tectónica ou em deslizamentos de terras. O maior é o lago Smradlivoto Ezero ("O lago fedorento", em búlgaro), que se estende por 212 hectares e ocupa o primeiro lugar neste indicador entre todos os lagos glaciares dos Balcãs. O mais longo é o lago Gornoto Ribno Ezero, com um comprimento de 801 m. Predominam os lagos com uma profundidade média de 2-5 m. O mais profundo deles é o lago Okoto ("O Olho" em búlgaro) (37,5 m) - um dos Sete Lagos de Rila. O mais alto é o lago Ledenoto Ezero ("O Lago Gelado" em búlgaro) (2715 m acima do nível do mar) e o mais baixo é o lago Sukhoto

Ezero ("O Lago Seco" em búlgaro), localizado na montanha oriental de Rila a uma altitude de 2045 m. Muitos dos lagos estão agrupados e normalmente desaguam uns nos outros - os Sete Lagos de Rila, Urdinite, Musalenskite, Yakorudskite, Ribnite Ezera ("Os Lagos dos Peixes" em búlgaro) e outros lagos.

O Monte Pirin é a segunda montanha mais alta da Bulgária e a terceira montanha mais alta da Península Balcânica. Representa um horst cristalino localizado na direção noroeste-sudeste. A Montanha Pirin faz fronteira a norte com a Montanha Rila - através da Sela Predel (1170 m) e do vale do Rio Matnitsa (31 km), a sul alcança a Montanha Slavyanka e a Montanha Stargach, enquanto a oeste com o Vale do Rio Struma (290 km em território búlgaro) e a leste com o Vale do Rio Mesta (126 km em território búlgaro).

No território da montanha existem relíquias generalizadas de formas de relevo glaciais e periglaciais do Quaternário - circos, vales de trogloditas, barras rochosas, vales suspensos, morenas e outros. Nos mármores da Montanha de Pirin encontram-se formas de relevo superficiais e subterrâneas de carste.

A área total da Montanha Pirin é de 2585 Km^2 . Tem um comprimento de 70 km e uma largura de cerca de 30-35 km. A altitude média é de 1033 m. A topografia é predominantemente de alta montanha. A zona alpina ocupa 32% da área total.

A Montanha Pirin tem níveis elevados de segmentação horizontal e vertical do relevo (respetivamente 1,0-1,5 Km/Km^2 (para o Pirin do Sul com valores até 3,5 Km/Km^2) e acima de 400-500 m/Km^2 .)

O horst submeridional do Monte Pirin divide-se tradicionalmente em partes Norte, Média e Sul.

O Pirin do Norte estende-se entre a sela de Predel (1140 m) e a sela de Todorova polyana (1710 m). É a parte principal da montanha - a maior (74% da área total), a mais longa (42 km em linha reta) e a mais alta e mais visitada. No Pirin do Norte há cerca de 60 picos com altura superior a 2600 m, sendo que dois deles têm mais de 2900 m - o pico Vihren (2914 m) e o pico Kutelo (2908 m). Distinguem-se pelo seu aspeto alpino típico e pela presença de formas de relevo glaciais.

As diferenças nas rochas permitem dividi-las em duas partes: A parte norte (predominantemente mármore) e a parte sul (predominantemente granito). A parte norte é mais estreita, com uma crista aguda de mármore monoclinal. Aqui erguem-se os picos mais altos e mais impressionantes: Vihren (2914 m), Kutelo (2907 m), Banski Sukhodol (2884 m), Bayovi dupki (2820 m), Kamenitsa (2726 m), Razlozhki Sukhodol (2640 m), Muratov vrah (2669 m) e outros. O último é um típico carlinga. Entre os picos Kutelo e Banski Sukhodol está situado o Koncheto Sadlle (2810 m), com uma largura de apenas 0,5 metros.

Na encosta norte do Pirin do Norte estão separadas algumas cristas. Uma delas é a Golyama Dzhindzheritsa, situada a oeste do rio Aleksova. O pequeno cume Malka Dzhinderitsa, que serve de divisor de águas entre os rios Struma e Mesta, situa-se entre o rio Kulina e o rio Malka Dzhindzheritsa. Os circos e vales de trogloditas em Razlozhki Sukhodol e Kamenitsa são limitados pela crista de mármore Stalbite. Entre Kamenitsa e Bayovi dupki ergue-se o Koteshki chal, que na direção nordeste termina no pico Duninoto kuche (2459 m).

Na parte norte do Pirin do Norte são visíveis os vestígios da glaciação do Quaternário. Aqui estão localizados os vales glaciares dos rios Demyanitsa e Banderitsa. Grandes áreas são ocupadas por formas de relevo cársico. Só nas chamadas "janelas tectónicas", onde se encontram os fundamentos graníticos, se formam os lagos de circos - o lago Dautovo Ezero, os lagos Vlahinski e Georgiyski.

A parte *sul* está situada entre as selas Banderishka porta e Todorova polyana. É constituída por granitos que favorecem a retenção de lagos de água no fundo dos circos. Por conseguinte, aqui estão quase todos os lagos dos circos das montanhas Pirin. Os mais interessantes são os lagos Banderishki, Vasilashki, Valyavishki, Kremenski, Samodivski e Gazeyski. O maior é o lago Popovoto Ezero - 124 arcos, sendo o mais profundo - 29,5 m. Um dos lagos glaciares mais altos dos Balcãs é o Gorno Polezhansko (2710 m). De particular interesse é o lago Tevnoto Ezero - um dos símbolos de Pirin Mts. O pico mais alto desta região é Golyam Polezhan (2851 m), seguido de Malak Polezhan (2822 m), Kamenitsa (2822 m), pico Dzhengal (2730 m), pico Todorin vrah (2746 m), Banderishki chukar (2737 m), Kralev dvor (2680 m) e outros.

O Pirin do Norte é expresso por cristas centrais e laterais. De noroeste para sudeste, na crista central, erguem-se os picos de Pirin (2593 m), Bayovi dupki (2820 m), Banski Sukhodol (2884 m), Kutelo (2908 m) e Vihren (2914 m). Esta é a parte mais alta da montanha. No território do Pirin do Norte, de norte a sul, ergue-se:

Cume Sinanitsa - o nome de um dos mais belos picos do Pirin - Sinanitsa (2516 m), embora mais baixo do que o campeão Georgiytsa (2589 m). Situa-se entre os vales do rio Vlahinska (27 km) e do rio Sandanska Bistritsa (33 km) e tem cerca de 12 km de comprimento.

O cume Todorin situa-se a norte do pico Vuzela (2620 m), com o pico mais alto Todorin vrah (2746 m). Representa uma cordilheira comparativamente curta com picos de árvores, denominados Golyam, Sreden (2706 m) e Malak Todorin vrah (2712 m).

O cume de Polezhan situa-se a norte do pico de Momin dvor (2715 m), entre os vales dos rios Demyanitsa e Dobrinishka. No cume de Polezhan erguem-se os picos: Malak Polezhan (2820 m), Dzhengal (2730 m), Strazhite (2810 m), Gazey (2761 m), Bezbog (2645 m), Disilitsa (2700 m) e outros.

O cume de Kamenishko bilo situa-se a sul do pico de Kralev dvor (2648 m), entre os vales mais profundos dos rios Sandanska e Pirinska Bistritsa (53 km). É a mais longa das cristas laterais - 22 km. O seu nome vem do pico mais alto da região - o pico Kamenitsa (2822 m). Os outros picos aqui são Malka Kamenitsa (2679 m), Yalovarnika (2763 m), Zabat (2688 m), Kuklite (2686 m) e outros.

O Pirin Médio chega na direção sul até à sela de Popovi livadi (1430 m). Esta parte é a mais pequena em tamanho (6,7% da área total) e a mais curta. Neste local, a montanha perde o seu carácter alpino. Aqui faltam os circos, os lagos e as formas de relevo glaciares. Aqui desenvolvem-se os processos cársicos e as formas de relevo. A crista é aguda e íngreme, construída de mármores cársicos fortemente fracturados. O pico mais alto aqui é o pico Orelyak (2099 m).

O Pirin do Sul está situado entre Popovi livadi e Parilska Saddle (1170 m). Detém 19,3% da área da montanha e tem cerca de 11 km de comprimento. A cumeada é arredondada, coberta por um espesso manto de intempéries. O pico mais alto desta parte é o de Sveshtnik (1975 m), seguido do de Motorog (1970 m), Ushite (1978 m) e outros. No vale do rio Struma correm os rios mais longos do Pirin: o Vlahina, o Sandanska Bistritsa, o Melnishka reka, o Pirinska Bistritsa e outros.

A rede fluvial da montanha Pirin desenvolve-se em ambos os lados do cume principal da montanha. A leste, os rios correm para o rio Mesta e, a oeste, para os afluentes do rio Struma. Os afluentes mais famosos do rio Mesta são: o Demyanitsa (14 km), o Banderitsa (13 km), o Bela reka, o Iztok (17 km), o Disilitsa, o Retidzhe, o Kamenitsa (49 km), o Breznishka (27 km) e o Matnitsa. Montanha Pirin caracterizada por uma rede de vales fluviais com incisões profundas: 1000 - 1100 m *(Alexiev,* 2012). Os vales dos rios Demyanitsa, Banderitsa (13 km) e Pirinska Bistritsa (53 km) têm uma posição submersa *(Kanev,* 1989). Constituem o principal aquífero das águas cársicas. Os vales dos rios na zona alpina são processados pelos glaciares de vale do Quaternário. Isto levou à sua transformação em vales de trogloditas com secção transversal específica em forma de U, fundo rochoso largo e declives íngremes a verticais. Em muitos casos, os vales, desenvolvidos nas partes mais altas da montanha, são formados devido à ação complexa de movimentos tectónicos e falhas, erosão regressiva e atividade glacial *(Choleev,* 1984). Os vales de troglodita típicos são os dos rios Demyanitsa, Banderitsa, Vlahinska (27 km), Pirinska Bistritsa, Sandanska Bistritsa (33 km) e outros. Os vales de trog mais longos são os de Demyanitsa e Pirinska Bistritsa.

A frescura dos rios ocorre na primavera/verão e a baixa-mar no verão/outono (nas zonas de alta montanha - no inverno). No Pirin do Sul, a frescura começa em janeiro devido às chuvas predominantes no inverno. A alimentação mudou de chuvosa (Pirin do Sul) para chuvosa e com neve na zona alpina.

Uma das partes mais pitorescas da paisagem de Pirin é constituída por 176 lagos de montanha cristalinos, situados acima dos 2200 m de altitude. Todos eles têm origem glaciar e estão normalmente situados no fundo de circos espectaculares, rodeados por encostas escarpadas de mármore e picos cobertos de neve. O maior lago é o Popovo Ezero (com uma superfície de 123 600 m^2), que é também o mais profundo de Pirin (29,5 m). Outros belos lagos incluem o Banderishki, o Valyavishki, o Vasilashki, o Vlahini, o Kremenski, o Samodivski e o Sinanishko.

Existem vários depósitos de águas minerais ao longo das zonas de falha que rodeiam a Montanha Pirin. São utilizadas para tratamentos termais (Sandanski, Marikostinovo, Dobrinishte, Banya e outros).

Slavyanka (Orvilos em grego) é uma montanha fronteiriça no sudoeste da Bulgária e no norte da Grécia. Situa-se entre a jusante do rio Struma, o rio Mesta e o mar Egeu. A montanha está localizada a sul da montanha Pirin, que a liga através da sela de Paril (1170 m). Com a sua distribuição este-oeste, contrasta fortemente com as colocações meridionais da matriz de Pirin. Tem um comprimento de 20 km e uma largura de 10-12 km. A fronteira sudoeste é marcada pela ligação com a montanha Angistro. A fronteira oriental é marcada pela sela de Padarchovitsa (720 m), com a montanha Stargach. A sul, em território grego, através de uma sela de Krushovitsa (1189 m de altura), liga-se à montanha de Vrontous e à montanha de Mavro vouno.

A montanha Slavyanka caracteriza-se por formas de relevo cársicas típicas (karren, buracos pouco profundos, precipícios, poços, grutas) deste maciço montanhoso carbonatado. As grutas cársicas mais conhecidas são a gruta de Stoykova dupka (acima da aldeia de Goleshevo) e a gruta de Oltar (acima da aldeia de Paril).

O maciço da montanha Slavyanka inclui: baixa montanha - 600 a 1000 m (37,8%), média montanha - 1000 a 1600 m. (36,3%) e alta montanha (alpina) - mais de 1600 m (25,9%) cinturas hipsométricas. A altitude média é de quase 1100 m.

O corte vertical da rede de vales fluviais na área da montanha Slavyanka atinge 200-350 m/Km^2 . Nalguns locais chega a atingir 600 m/Km^2 . O recuo horizontal do relevo atinge valores de 1,0-1,5 Km/Km^2 .

A montanha Slavyanka tem uma crista delineada e elevada, que se estende na direção leste-oeste. A montanha tem uma forma maciça e redonda. As encostas que derivam do cume não são bem expressas. O pico mais alto - Gotsev vrah um (2212 m) está localizado quase no meio da montanha. Alguns dos picos mais bem definidos têm mais de 2000 m de altura e são os seguintes Pico Shabran (2195 m), Pico Golyam Tsarev vrah (2183 m), Pico Malak Tsarev vrah (2087 m). A fronteira entre a Bulgária e a Grécia passa pela maior parte do cume da montanha principal. O último cume está a descer e ramifica-se em dois primeiros graus depois do pico Lipa (1501 m). Da crista principal de Slayanka derivam muitas montanhas laterais de primeiro grau limitadas por declives íngremes e profundamente inseridas, ocasionalmente afectadas por processos de erosão avançados.

O cume mais impressionante a norte é aquele que se situa a noroeste do pico Malak Tsarev vrah.

Existem duas arestas laterais que derivam da zona norte do pico de Shabran.

A peculiaridade da composição rochosa e tectónica, bem como as condições climáticas, sugerem os recursos hídricos da montanha. Para a configuração dos vales fluviais são típicas as mudanças bruscas de direção, sem dúvida ditadas pelo movimento das falhas. Os declives significativos e a erosão profunda também têm origem na subida intensiva da montanha e na ação das múltiplas falhas angulares elevadas. A norte (em território búlgaro), a maior parte dos rios correm para o rio Pirinska Bistritsa. Na parte nordeste da montanha, os rios correm para o rio Burovitsa (afluente direito do rio Matnitsa). Dentro da própria montanha, o mais longo é o rio Petrovska, que atravessa a aldeia de Petrovo. A sul (em território grego), o mais importante é o rio Krusovitis.

O caudal do rio na cordilheira de Slavyanka é alimentado em cerca de 25-30% por chuvas, 20-25% por neve e o restante por águas subterrâneas. As zonas montanhosas mais elevadas estão altamente desidratadas devido à topografia calcária. Apenas em alguns locais existem pequenas nascentes cársicas.

A Montanha Angistro (Montanha **Sengelska** em búlgaro) está situada no distrito da Macedónia Egeu, no norte da Grécia, perto da fronteira com a Bulgária. O pico mais alto é Chal ou Besh (1330 m). Estende-se na direção sudoeste - nordeste. A sudeste, pela sela de Kali (870 m), a montanha de Angistro liga-se à montanha de Slavyanka. A oeste, a montanha de Angistro faz fronteira com o vale do rio Struma. Através do desfiladeiro de Rupel, separa-se da montanha Belasitsa.

Stargach (**Strangats** em grego) é uma pequena montanha situada no sudoeste da Bulgária e no norte da Grécia. A montanha estende-se para sul a partir da montanha Pirin, uma vez que a sua crista principal foi iniciada a partir da fronteira, passa pelos picos Belite kamani ("Pedras brancas" em búlgaro), Slivek, Pazlaka e desce até ao rio Matnitsa (afluente direito do rio Mesta). A oeste, através da sela de Padarchovitsa (720 m), liga-se à montanha Slavyanka. A montanha Stargach liga-se a leste com a crista Beslenski através da sela Matnitsa. O maciço montanhoso observado separa-se da montanha de Mavro vouno através do rio Vatitopu. O vale do rio Milorevma limita-o da montanha Falakro. O ponto mais proeminente é o pico Strangats (1270 m). Está situado em território grego. A noroeste, eleva-se o pico Asanov vrah (1218 m) - o ponto mais alto da parte búlgara.

As encostas da montanha Stargach, a sul, descem abruptamente até à caldeira Eles-Zarnevska. O seu comprimento de norte a sul é de cerca de 15 km e a sua largura é de 10 km. A maior parte da montanha encontra-se em território grego (60% da área total). Em território búlgaro, ocupa uma área de 37 km^2 , o que corresponde a cerca de 40% da sua área total.

A montanha Stargach assemelha-se à vizinha Slavyanka pelos contornos arredondados e pelas cristas ligeiramente recortadas.

A montanha de Stargach é pobre em recursos hídricos. O rio Burovitsa, que corre para oeste, e o rio Matnitsa, que corre para norte, são caracterizados por um regime descontínuo e secam durante a maior parte do verão.

Mavro vouno (**Cherna gora** ou "**Floresta Negra**" em búlgaro) é uma pequena montanha no distrito da Macedónia Egeu, na Grécia, localizada perto da fronteira com a Bulgária. A montanha faz fronteira com a montanha Slavyanka (Orvilos) através da sela Beli preseki e, a sudoeste, com a montanha Vrontous através da sela Tsarvilovska. A fronteira sul com a montanha de Menoikio passa pela sela de Uzundzha. Nos contrafortes ocidentais da montanha Mavro vouno situa-se a bacia de Krushevo, nos orientais a caldeira Eleska e nos meridionais a caldeira Gornobrodska. Os seus picos mais altos são o Mavro vouno (1653 m) e o Zhelyazna gora ("Floresta de Ferro" em búlgaro). A altura média da montanha é de 1.584 m.

A montanha Vrontous (**Sharliya** em búlgaro) situa-se entre a montanha Angistro, a norte, e a montanha Menoikio, a sul. Está separada da montanha Slavyanka (Orvilos) e da montanha Angistro através do vale profundo do rio Krusovitis. A nordeste, a montanha de Vrontous está ligada à montanha de Mavro vouno através da sela de Tsarvilovska. O maciço montanhoso é limitado pelo vale inferior do rio Struma a oeste e pela montanha Mavro vouno a leste. A sul, o rio Brodska separa-o da montanha Menikio. A montanha Vrountous tem cerca de 30 km de comprimento e 15-20 km de largura na direção norte-nordeste-sul-sudoeste. O seu pico mais alto é o pico Profitis Ilias ("O Profeta Iliya" em búlgaro) - 1849 m. Outros picos notáveis são o pico Kour Lof (1667 m), o pico Mavro vouno (1653 m), o pico Siderovouni (1475 m) e o pico Sharaliya (1404 m). Do monte Vrontous nasce o rio Serovitsa, que corre para sul ao lado do rio Brodska.

A montanha de Menoikio (**Zmiynitsa** em búlgaro) está localizada no distrito da Macedónia Egeu. O seu pico mais alto é Mavromata - 1963 m. Está desflorestada, nua e representa uma das montanhas desérticas da Península Balcânica.

A montanha Pangeo (**Kushnitsa** em búlgaro) está situada na parte oriental do distrito da Macedónia Egeu. Tem um comprimento de 10-15 km e uma largura de 5-10 km e prolonga-se na direção noroeste-sudeste. A norte, o rio Angitis separa a montanha Pangeo da montanha Menoikio, e a sul, o rio Marmara separa-a da montanha Simvolo, que é a costa do Egeu. O seu pico mais alto é o Mati 1956 m, seguido do pico Pilaf Tepe (1870 m).

A montanha Eleohorion (**Lyuti rid** em búlgaro) está localizada na costa oeste da baía de Kavala, na direção sudoeste-nordeste. A noroeste, o rio Mármara separa-o do monte Pangeo. A montanha Eleohorion situa-se a uma altitude de apenas 694 m.

Capítulo 4. Investigações geomorfológicas regionais anteriores

Os problemas de zoneamento geomorfológico de terras em diferentes épocas e diferentes em detalhes, deram suas contribuições *Radev* (1933), *Galabov* (1946, 1982, 1982a), *Galabov et al.* (1956), *Ivanov* (1959, 1960, 1961), *Yaranov* (1960), Yaranoff (1963), *Vaptsarov* (1975), *Kanev* (1977, 1983, 1989), *Baltakov* (1988), *Georgiev* (1991), *Stoilov* (1995), *Tzankov & Nikolov* (1996, 1998, 2000), *Vaptsarov et al.* (1997), *Tzankov* et al. (1998, 1998a, 1999, 2000, 2000a), *Alexiev* (2002), *Tzankov* (2002), *Nikolov & Yordanova* (2002, 2013), *Tzankov & Stoyanov* (2003), *Tzankov* et al. (2003, 2005), *Tzankov* (2005), bem como as colecções monográficas *Blagoevgrad District - geographical characteristic* (1977) e *Geography of Bulgaria* (1966, 1982, 2002). A primeira tentativa sistemática de zonagem morfo-estrutural em todo o país é de *Kanev* (1989). A ele se deve a determinação e a motivação dos princípios e critérios para a divisão morfo-estrutural do país e das suas regiões individuais. *Tzankov* e *Stoyanov* (2003) adoptam alguns dos critérios de *Канев* (1989), mas com base na análise do desenvolvimento geotectónico e da morfogénese dos princípios da tectónica de placas.

A região do sudoeste da Bulgária tem sido objeto de estudos desde o início do século passado. Foi visitada por proeminentes cientistas sérvios - os geomorfólogos Yovan Cvijic e K. Jovanovic, bem como Ostreich e Kosmat. Mais tarde, o famoso geomorfólogo alemão Herbert Louis (1930) efectuou aqui investigações geomorfológicas especiais. Ele, tal como os autores acima mencionados, concentrou os seus interesses principalmente no estudo das montanhas Pirin, Rila e Rhodope. Os cientistas búlgaros - os geomorfólogos de meados do século passado - principalmente *Yaranov* e, um pouco mais tarde, *Galabov* (1946), destacam o número, a idade e a altura das superfícies de desnudação na região de Rila-Rhodope. Mais tarde, a área foi estudada por vários geomorfólogos búlgaros, principalmente no âmbito de estudos regionais. As caraterísticas da topografia da região fazem *Galabov* (1966), *Popov* (1966).

A montanha Slavyanka e as montanhas mais pequenas que a rodeiam, agora parcial ou totalmente na Grécia, são de especial interesse para *Georgiev* (1938, 1945, 1948, 1953, 1957, 1973, 1976, 1978, 1984). Durante mais de 40 anos, trabalhou nos problemas de geologia e geomorfologia da região, tendo estudado sobretudo as superfícies de desnudação (1959), a petrografia e os recursos minerais, em especial os depósitos e a extração de minérios de ferro (1946, 1953, 1978, 1984).

Capítulo 5. Notas geológico-tectónicas

As caraterísticas geológicas mais pormenorizadas das montanhas de Rila e Pirin, que têm uma base rochosa quase idêntica, são apresentadas nas folhas do mapa (m.s.) e na respectiva nota explicativa (e.n.) do mapa geológico da Bulgária à escala 1: 100 000 (Edição do Instituto Geológico B.A.S. e Comité de Geologia, Sofia, 1995 - versão búlgara e inglesa):

Blagoevgrad *(Marinova,* 1991, 1993), *Velingrad [Dimitrova, Katskov* (1988, 1990)], Razlog *[Marinova, Zagorchev* (1993, 1993a)] e Belitsa *[Marinova, Katskov* (1990,1992)].

O território representa talvez o mosaico rochoso mais colorido do país. Aqui, de forma extremamente irregular, encontram-se afloramentos rochosos (manchas ou riscas) de diferentes dimensões e idades:

Complexos metamórficos pré-cambrianos:

- duas-micas, biotites, anfibolitos-biotites, anfibolitos, gnaisses leptiníticos, gnaisses oculares, gnaisses-xistos, mármores, xistos, anfibolitos, granitos-gnaisses, migmatitos, corte através de gabro-dioritos metamorfoseados, gabros e gabro-piroxénios, peridotitos e granitos;

Complexos de rochas paleozóicas:

- Rochas epimetamórficas do Cambriano-Ordovícico - xistos, calco-xistos, xistos grafitosos, quartzo-xistos, quartzitos, filitos, mármores, metadiabases, tufos de diabásio, dioritos, gabro-dioritos;
- Filitos e calcários silurianos e devonianos;
- Depósitos de carvão terrígeno e diferentes variedades de rochas terrígenas do Permiano;

Complexos rochosos mesozóicos:

- Conglomerados, arenitos, aleurolitos e argilitos do Triássico inicial, carbonatos do Triássico médio e tardio e rochas carbonatadas terrígenas do Triássico tardio;
- Arenitos, conglomerados, argilitos, argilas e carvões do Jurássico inicial. Seguem-se os calcários arenosos bioclásticos do Jurássico Inferior, os argilitos e aleurolitos do Jurássico Médio (Aaleniano-Bajociano), as margas bathonianas, os calcários bioclásticos arenosos, os bioclásticos do Jurássico Superior, os afanitos, os calcários coralinos do Jurássico Superior e do Cretácico Inicial, os flysches ou os sedimentos argilo-calcários-arenosos;
- Arenitos do Turoniano inicial, conglomerados, aleurolitos, veios de carvão e argila, margas argilosas e argilitos, margas do Turoniano tardio, calcários argilosos e arenitos;
- Gama extremamente diversificada de rochas sedimentares vulcanogénicas do Coniaciano ao Campaniano tardio, incluindo feixes de flysch tefádico, derrames de basalto traquítico-andesítico, calcários, margas, arenitos, andesitos anfibólicos, aglomerados, tufos psamíticos, rochas tefroidais,

sedimentos areno-argilosos de flysch;

- Calcário argiloso do Campanário tardio-Maastricht, arenitos calcários, conglomerados, margas siltosas, calcários arenosos e calcários de recife;
- vários granito-dioritos e sienito-monzonitos do Cretácico Superior e outros corpos ígneos;

Complexos rochosos cenozóicos:

- Brechas-conglomerados, conglomerados, arenitos e argilitos do Eocénico tardio;
- Tufos, arenitos, conglomerados, dacitos e riolitedacitos do Aboniano e do Oligoceno inicial;
- Conglomerados do Oligoceno médio e tardio, arenitos, sedimentos de arenito tipo flysch argilítico, argilitos betuminosos, siltitos, arenitos, carvão;
- Conglomerados e arenitos do Miocénico;
- Cascalhos, areias e argilas do Pliocénico com carvão;
- Depósitos aluviais (seixos e arenitos), proluviais (leques aluviais), aluviais-proluviais, deluviais-proluviais e glaciares (morenas).

As variedades de rochas listadas estão incluídas nas unidades litoestratigráficas e noutras unidades estratigráficas (mapa geológico da Bulgária à escala 1:100 000) com diferentes escalas espaciais e relações laterais e verticais complexas.

Os complexos pré-cambrianos, paleozóicos, mesozóicos e cenozóicos são afectados por um número diferente de processos tectónicos de diferentes idades. Estas rochas formam um soco deformado polifásico. Nele são particularmente visíveis os vestígios de complexos eventos de tectónica de dobra, impulso e falha do Alpiano tardio (incluindo o Oligoceno inicial). No soco estão posicionados depósitos terrestres do Neogénico e do Quaternário, não afectados pelas deformações do Alpiano Superior. O seu limite inferior é a natureza omnipresente de grandes superfícies de acumulação de desnudação (que se estendem muito para além dos limites da zona) - Ortoplaca. As formações continentais pós-alpianas neogénicas e quaternárias são portadoras de vestígios de morfogénese regional em curso e atual.

A montanha Slavyanka tem uma composição rochosa relativamente uniforme. É formada por rochas metamórficas pré-cambrianas da Formação Dobrostan - mármores, xistos e anfibolitos. A parte mais a norte da formação é constituída por rochas graníticas. (o chamado plutónio Teshovski).

Na parte noroeste da montanha, perto da aldeia de Lehovo, encontra-se um pequeno corpo plutónico de rochas graníticas. A cobertura de rochas metamórficas consiste em gneisses, amfibolitos, calco-esquistos e mármores. A unidade colorida média, que se encontra no núcleo do anticlíneo Petrovska, é constituída principalmente por amfibolitos, alguns gneisses e xistos, e também algumas unidades de mármore. Do ponto de vista tectónico, a montanha Slavyanka faz parte do horst de Pirin. Tem muitas encostas íngremes e uma fronteira claramente definida, marcada por vales fluviais de falhas e bacias profundas. Forma-se uma zona neotectónica muito ativa, desmembrada em blocos tectónicos desenvolvidos separadamente, divididos por vales profundos e abismos. Várias estruturas de dobra são formadas em todas as rochas. Durante o seu desenvolvimento alpino, a região apresenta estruturas de blocos e falhas.

A Serra do Angistro é constituída predominantemente por rochas metamórficas, tais como mármores, xistos cristalinos, arenitos, cascalhos e muito poucas rochas graníticas.

A montanha Stargach representa um horst composto por rochas metamórficas - mármores, gneisses, micas e xistos. Pequenas áreas revelam granito e quartzo fumado.

A Serra de Vrontous é constituída maioritariamente por granito. Nas zonas mais baixas encontram-se xistos cristalinos, mármores e sedimentos arenosos de idade terciária.

A montanha de Menoikio é quase constituída por rochas de mármore metamórfico. Nas partes mais baixas há sedimentos arenosos (idade terciária) e cones aluviais.

A montanha de Eleohorion é constituída por mármores, xistos cristalinos, arenitos, gravilhas e muito poucos granitos.

Capítulo 6. Atividade glaciar nas montanhas de Rila e Pirin - indicador da velocidade da orogénese

As formas de relevo glaciais na montanha de Rila têm idade pleistocénica. As formas de relevo mais típicas são os circos, os terraços de circos, os vales em forma de U, os limiares glaciares, as corcundas, os ombros das calhas glaciares e os picos em forma de chifre *(Glovnya,* 1964). As formas de relevo glaciares mais expressivas são os circos. Formam-se principalmente em rochas graníticas e metamórficas. A morfologia, a génese e a disposição espacial dos circos estão intimamente relacionadas com as condições climáticas, o padrão geológico-tectónico (microtectónica) e a exposição das vertentes. Existem 72 circos na montanha de Rila. Têm formas diferentes. Alguns deles estão totalmente cobertos de relva, mas outros estão ocupados por lagos glaciares (ver Capítulo 1). Os maiores circos são o lago Smradlivoto, o lago Cherni giyol, o lago Ribnoto, o lago Grancharsko, etc.

Na Montanha Pirin, as formas de relevo glaciais típicas desenvolveram-se predominantemente na parte norte do extenso campo de gelo granular na base de rocha granítica. O campo de gelo granular modelou muitos circos e picos em forma de corno. Na montanha Pirin existem 45 circos, localizados principalmente na parte norte da montanha. Dadas as caraterísticas morfológicas da montanha Pirin, dividem-se em dois tipos principais - com forma clássica (única) e abrigada. A exposição dos circos é na direção norte/nordeste. Muitos dos circos são ocupados por belos lagos glaciares (ver capítulo 1). No território da montanha Pirin, os picos típicos são o pico Dzhengal, o pico Muratov, o pico Vihren, etc. Morfologicamente representativos são os vales em forma de U dos rios Demyanitsa, Banderitsa e Vlahinska. Neles se revelam as barras rochosas típicas do relevo glacial e os ombros das calhas glaciares *(Geografia da Bulgária,* 2002).

O primeiro a descrever vestígios glaciares na Bulgária foi *Jovan Cvijic (Cvijic,* 1908), cujo trabalho pioneiro em geomorfologia glaciária foi efectuado na montanha Rila. Ele foi o primeiro a propor que, durante a glaciação do Pleistoceno Final (Wuermiano), a ELA deveria ter estado a cerca de 2200 m. (*Cvijic* 1897, 1908) tentou procurar provas de glaciações mais antigas (depósitos de moreias no vale do rio Iskar (acima da cidade de Samokov), mas as suas opiniões foram rejeitadas pela maioria dos cientistas que estudaram as formas de relevo glaciais na Montanha Rila, depois de *Glovnya* (1961), *Radev f1920)*, *Annaheim* (1939). As morenas terminais da glaciação máxima na montanha de Rila foram descritas por *Glovnya* (1958) e *Ivanov* (1954). Mais tarde, *Kuhlemann* et al. (2008) efectuaram um inventário das morenas terminais da Serra de Rila e recolheram amostras de algumas delas para datação abosoluta (método^{10} Be). As idades obtidas entre 24 e 16 ka BP apoiam a hipótese de uma idade jovem da glaciação máxima. As formas de relevo glaciais na montanha Pirin foram discutidas nos trabalhos de *Louis* (1930), *Lilienberg* (1966), *Penck* (1925) e muitos outros. Alguns consideraram vestígios de apenas uma idade do gelo (a Wuermiana) com três fases de recuo, enquanto outros investigadores como *Cvijic* (1908), *Glovnya* (1961), *Velchev* (1994, 1995) pensam que existem também vestígios de uma glaciação mais antiga (Rissiana). No entanto, quase todos estes autores concordam que as formas que atualmente indicam a extensão máxima dos antigos glaciares são da última idade do gelo (Wuermiana) *(Mitkov, Gachev,* 2016).

A Figura 5 mostra os circos glaciares do Pleistoceno nas partes mais altas das montanhas Rila e Pirin. Juntamente com a configuração dos vales e a forma dos vales, indicam a posição da antiga linha de equilíbrio a altitudes entre 2150 e 2250 m a. s. l. *(Kuhlemann* et al., 2008, 2013)

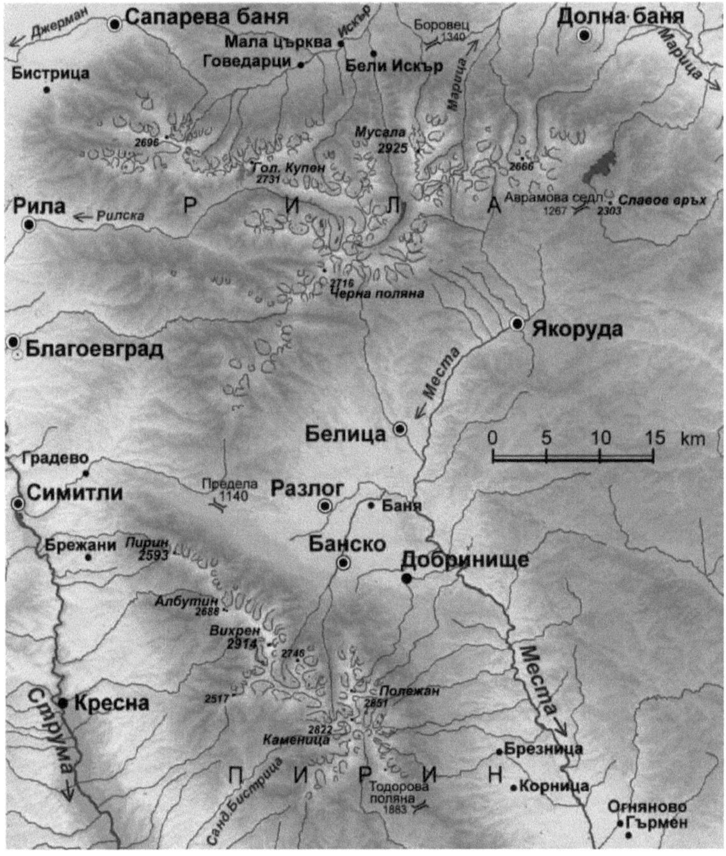

Fig.5

Circos e limiares de circos nas montanhas de Rila e Pirin (segundo Mitkov, Gachev, 2016).

Como sabemos atualmente, o nível dos picos mais altos de ambas as montanhas situa-se a 26002700 m a. s. l. (atingindo acima de 2800 m a. s. l. apenas em alguns locais), o que significa que o valor aproximado da depressão ELA para a glaciação máxima (Wuermian) (24-18 ka BP) foi de 400-600 m. Esta depressão permitiu que os glaciares fluíssem até 22 km de distância (glaciar Beli Iskar) e formassem formas de relevo proeminentes: picos agudos, circos profundos, vales em forma de U, etc.

Contemporary setting		**Average velocity of relief uplifting (mm/year)**
		Time interval 10 - 20 000 years
Altitude (m)	**Relief type**	
3000	High mountain	**0.05**
2900	High mountain	
2200	High mountain	*Upper limit of the snow border interval*
2100	High mountain	***Snow border in the Rila and Pirin Mountains***
2000	High mountain	*Lower limit of the snow border interval*
1900	High mountain	**Time interval 800 000 – 20 000 years**
1700	High mountain	
1600	Middle high mountain	
1100	Middle high mountain	
1000	Low high mountain	
700	Low high mountain	**0.02**
600	Hilly-table-land (plateau)	
500	Hilly-table-land (plateau)	
200	Lowland	
100	Lowland	
0	Lowland	

Fig.6

Modelo hipotético de formação das morfoestruturas orogénicas.

Capítulo 7. Panorama sísmico

Em termos sísmicos, as terras da cordilheira Rila-Pirin fazem parte da zona sísmica do Egeu da cintura sísmica Alpino-Himalaia. No seu comprimento ocorrem 5-6% dos terramotos no mundo *(Koronovsky,* 2003). A região do Egeu é uma das partes mais activas da região mediterrânica em termos geodinâmicos. A sismicidade aqui é um reflexo específico dos processos na crosta terrestre e na parte superior do manto terrestre. O mapa dos epicentros sísmicos na região do Mediterrâneo Oriental (Fig. 7) mostra que a concentração de eventos sísmicos em torno do Mar Egeu é muito mais elevada do que nas plataformas e regiões orogénicas da Europa, Norte de África e Médio Oriente.

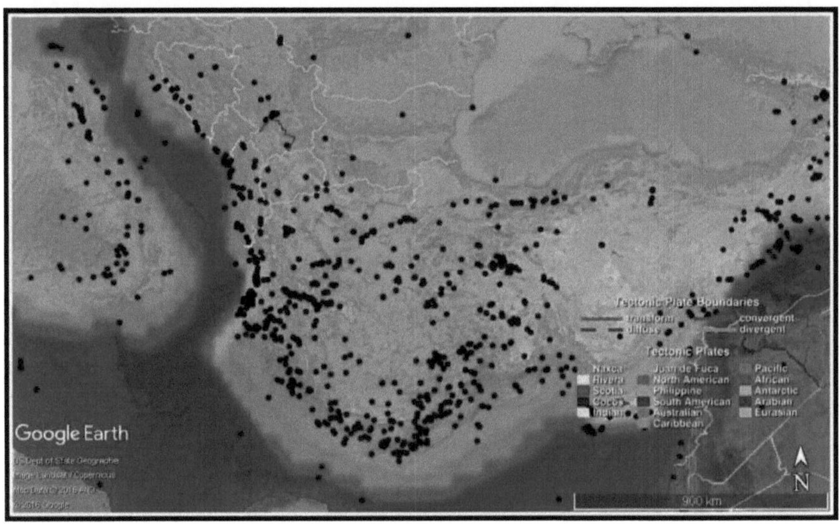

Fig.7

Distribuição dos sismos (M≥4) no território do Mediterrâneo Oriental para o período 1970-2015. (Programa de Riscos Sísmicos do USGS; fonte de dados sísmicos: https://www.iris.edu/hq/)

A cordilheira de Rila-Pirin é um elemento da microplaca continental búlgara - uma parte da Neo Europa *(Tzankov, Iliev,* 2015). Estas terras estão sujeitas à colisão intercontinental em curso entre as macroplacas continentais euro-asiática e africana. Na região do Mediterrâneo Oriental, a situação morfotectónica é ainda mais complicada pelo movimento da placa continental árabe para noroeste. Este processo ativa a falha de transformação da Anatólia do Norte. Neste processo, a microplaca continental da Anatólia Ocidental pressiona a microplaca continental do Egeu e aumenta ainda mais a sismicidade na região do Egeu. Uma parte significativa da energia sísmica criada nestes processos é "libertada" nas zonas da passagem morfo-estrutural do complexo do Médio Struma e da passagem morfo-estrutural do complexo do Médio Mesta. Isto explica o aumento da atividade sísmica "secundária" nas partes relevantes do Sudoeste da Bulgária. A região é caracterizada por uma frequência moderada de sismos. Durante o período 1965-2016 dominam os sismos fracos e moderados (Fig.8). O evento sísmico mais forte ocorreu em 1985 no limite oriental da área morfo-estrutural de Mavro vouno e teve uma magnitude de 5,4 na escala de Richter. Trata-se de um centro sísmico do sistema de falhas activas de Middle Mesta. O outro evento sísmico na região tem uma magnitude inferior a 5,0 na escala de Richter.

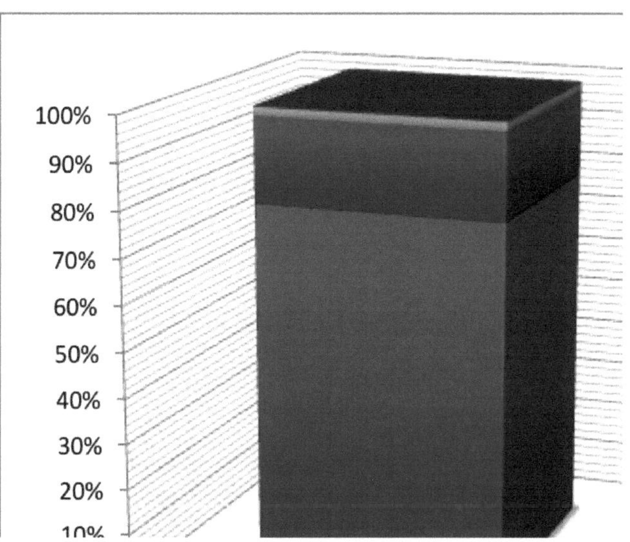

Fig.8

Distribuição dos sismos por magnitude na Cordilheira de Rila-Pirin para o período 1965-2016
(Fonte de dados sísmicos: https://www.iris.edu/hq/)

Quase 97% de todos os terramotos no território da cordilheira que ocorreram no período 1965-2016 têm profundidades focais de até 20 km (terramotos rasos e muito rasos) (Fig.9). Isto demonstra claramente o papel da tectónica listrada no território da cordilheira de Rila-Pirin.

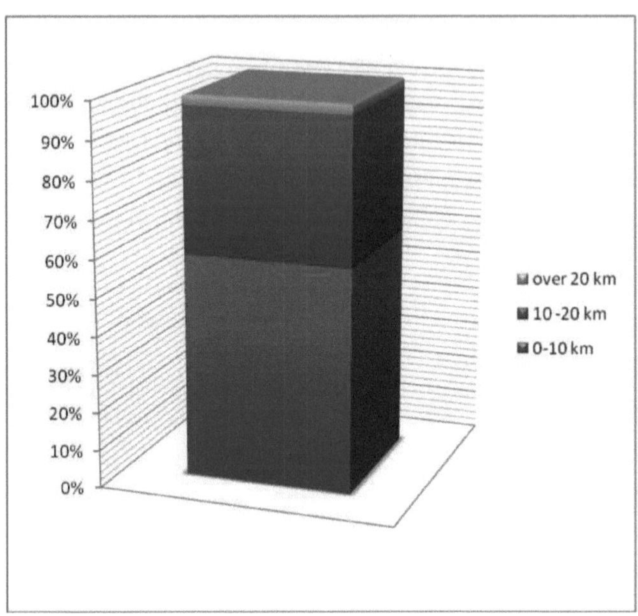

Fig.9

Distribuição dos sismos por profundidades focais na Cordilheira de Rila-Pirin para o período 1965-2016

(Fonte de dados sísmicos: https://www.iris.edu/hq/)

Apesar da atmosfera sísmica relaxada nas últimas décadas, o território da Cordilheira do Rila-Pirin foi palco de terramotos devastadores. Em 1904, perto da aldeia de Krupnik (Bulgária), surgiu o terramoto mais forte alguma vez medido instrumentalmente na Europa continental, com magnitude 7,8 na escala de Richter. No mesmo ano, seguiu-se um segundo terramoto com uma magnitude de 7,2 na escala de Richter. Felizmente, nessa altura, a zona era pouco povoada e estes dois terríveis acontecimentos sísmicos causaram sobretudo danos materiais. A ocorrência dos dois terramotos devastadores do século passado está associada à atividade da falha ativa de Krupnik que separa os maciços das zonas morfoestruturais de Rila e Pirin. Atualmente, este é o território com maior concentração de fenómenos sísmicos na região. No futuro, é muito provável que um novo e forte terramoto atinja o território da cordilheira Rila-Pirin.

A intensidade sísmica dos terrenos da cadeia montanhosa Rila-Pirin é de cerca de VIII grau na escala de intensidade MKS-64 e a da região em torno da falha de Krupnik é de IX grau na escala de intensidade MKS-64. É de esperar um risco sísmico mais elevado nas partes setentrionais da sequência morfo-estrutural, devido à frente de colisão intercontinental nestes locais. Neste sentido, estas terras da sequência morfo-estrutural (as áreas morfo-estruturais de Rila e Pirin) representam uma das zonas mais perigosas em termos sísmicos, não só nos Balcãs, mas também em toda a Europa continental.

Os sismos na Cordilheira de Rila-Pirin têm uma determinação espacial rigorosa. Os eventos sísmicos ocorrem principalmente na periferia de áreas morfoestruturais separadas (Fig.10). Alguns sismos marcam os limites entre as morfo-estruturas individuais em forma de cúpula. Isto é explicado pelo facto de que a energia sísmica acumulada pode ser libertada mais facilmente e suavemente no ambiente com resistência reduzida, nomeadamente nas bordas das morfoconstruções separadas. Por conseguinte, no futuro, é de esperar que os principais fenómenos sísmicos sigam a mesma configuração espacial.

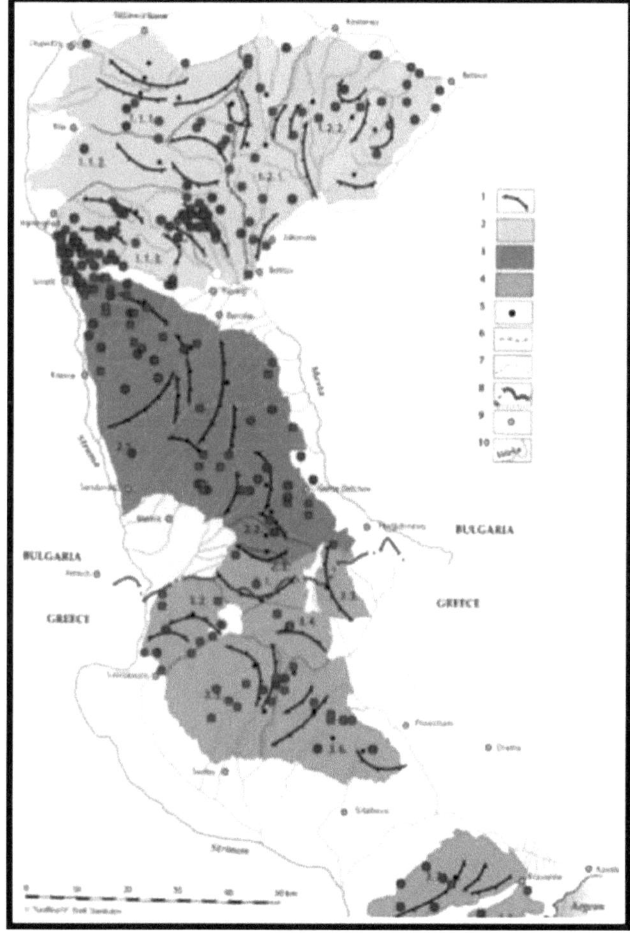

Fig.10

Mapa morfo-estrutural de levantamento da Cordilheira Morfo-estrutural Rila-Pirin e sismos (Fonte de dados sísmicos: https://www.iris.edu/hq/)

1- Zona morfo-estrutural de Rila - regiões morfo-estruturais: 1.1.1 - Malyovitsa, 1.1.2 - Skakavets, 1.1.3 - Yakoruda, 1.2.1 - Musala, 1.2.2 - Ibar;

2 - Zona morfo-estrutural do Pirin - regiões morfo-estruturais: 2.1- Pirin do Norte, 2.2 - Pirin Central, 2.3 - Pirin do Sul;

3 - Slavyanka (Orvilos) Zona morfo-estrutural - regiões morfo-estruturais: 3.1 - Ali Botush, 3.2 - Angistro (Sengelitsa), 3.3 - Stargach (Strangats), 3.4 - Mavro vouno (Cherna gora), 3.5 - Vrontous (Sharaliya), 3.6 - Menoikio (Zmiynitsa), 3.7 - Pangeo (Kushnitsa), 3.8 - Eleohorion (Lyuti rid).

Morfoestruturas arqueadas de montanha (linhas serrilhadas pretas)

Centros de elevação máxima contemporânea (pontos pretos)

Sismos com magnitude inferior a 3 no período 1965-2016 (pontos azuis)

Sismos com magnitude superior a 3 no período 1965-2016 (pontos vermelhos)

Capítulo 8. Análise morfo-estrutural

A análise da fileira morfo-estrutural mostra que o seu relevo se formou na altura do aparecimento e crescimento das morfo-estruturas em cúpula do Pleistoceno Final-Holoceno e do mapeamento simultâneo das expressivas morfo-estruturas negativas das passagens morfo-estruturais complexas anexas (Fig.11). Quase não existem morfoestruturas negativas no interior da cordilheira. Uma exceção são as morfoestruturas específicas de Razlog e Petrich kettle. O resto da morfologia regional é ocupado por morfoestruturas mais ou menos expressivas, predominantemente de alta (alpina) e média alta montanha (Fig. 11).

A julgar pelas informações disponíveis sobre os circos Wuermianos, o crescimento destes maciços montanhosos (mais de 2200 m) ocorreu a um ritmo acelerado de cerca de 24.000-18.000 anos atrás. Trata-se, obviamente, de uma alteração grave do regime geodinâmico do território.

Os maciços montanhosos da cordilheira delineiam claramente a elevação geral em forma de cúpula do relevo em torno de certos centros. Isto leva a crer que, atualmente, a Cordilheira de Rila-Pirin se encontra no regime de elevação mais intenso da parte oriental da Península dos Balcãs.

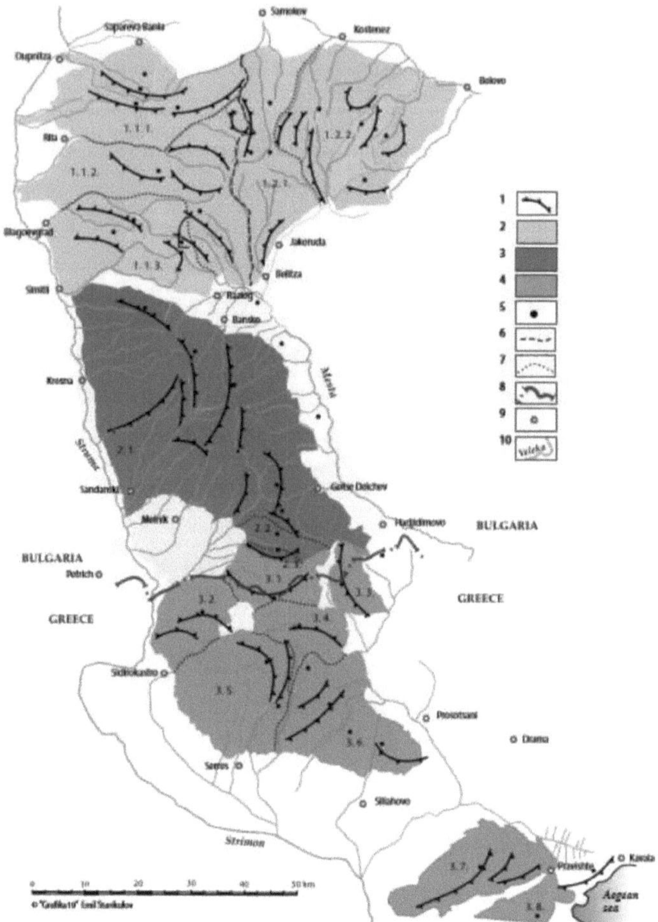

Fig. 11 Mapa morfo-estrutural de levantamento da faixa morfo-estrutural de Rila-Pirin

1- Zona morfo-estrutural de Rila - regiões morfo-estruturais: 1.1.1 - Malyovitsa, 1.1.2 - Skakavets, 1.1.3 - Yakoruda, 1.2.1 - Musala, 1.2.2 - Ibar;

2 - Zona morfo-estrutural do Pirin - regiões morfo-estruturais: 2.1- Pirin do Norte, 2.2 - Pirin Central, 2.3 - Pirin do Sul;

3 - Slavyanka (Orvilos) Zona morfo-estrutural - regiões morfo-estruturais: 3.1 - Ali Botush, 3.2 - Angistro (Sengelitsa), 3.3 - Stargach (Strangats), 3.4 - Mavro vouno (Cherna gora), 3.5 - Vrontous (Sharaliya), 3.6 - Menoikio (Zmiynitsa), 3.7 - Pangeo (Kushnitsa), 3.8 - Eleohorion (Lyuti rid).

Morfoestruturas arqueadas de montanha (linhas serrilhadas pretas)

Centros de elevação máxima contemporânea (pontos pretos)

A partir do Quadro 1 é evidente que o relevo contemporâneo da Cordilheira de Rila-Pirin depende aproximadamente em partes iguais das morfoestruturas em forma de cúpula (12%) e de montanha arqueada (11%). Os dois tipos de morfoestruturas acima referidos dominam o contorno das formas de relevo em detrimento das morfoestruturas concêntricas, que, de resto, se encontram muito disseminadas. Esta é uma caraterística importante da Cordilheira de Rila-Pirin, ao contrário dos maciços montanhosos vizinhos.

Quadro 1 Percentagem de gerações morfo-estruturais positivas na cordilheira de Rila-Pirin por áreas morfo-estruturais

Área morfo-estrutural	Morfoestruturas concêntricas (número/quota)	Morfoestruturas em forma de cúpula (número/parte)	Morfoestruturas de montanhas arqueadas (número/quota)
Rila	86 (70%)	19 (16%)	18 (14%)
Pirin	60 (85%)	6 (8%)	5 (7%)
Slavyanka	6 (67%)	1 (11%)	2 (12%)
Angistro	5 (63%)	1 (13%)	2 (14%)
Mavro vouno	6 (74%)	1 (13%)	1 (13%)
Menoikio	21 (78%)	4 (15%)	2 (7%)
Vrontoso	20 (84%)	2 (8%)	2 (8%)
Pangeo	19 (90%)	1 (5%)	1 (5%)
Eleohorion	5 (71%)	2 (29%)	0 (0%)
Em geral	228 (77%)	37 (12%)	33 (11%)

Padrão em mosaico do relevo

Tal como as outras partes do sul da Bulgária e toda a parte oriental da Península Balcânica, a microplaca continental búlgara distingue-se por um padrão de mosaico espacialmente completo. Esta caraterística recentemente estabelecida destaca-se como uma marca das deformações quaternárias nas terras estudadas.

As primeiras comparações entre o mosaico morfo-estrutural da zona morfo-estrutural de Rhodopes e a fileira morfo-estrutural de Rila-Pirin mostram o seguinte:

1) Se compararmos o Quadro 2 (pp. 24-25) do estudo sobre a zona morfoestrutural dos Rhodopes *(Tzankov, Iliev,* 2015) e os novos resultados obtidos, apresentados no Quadro 2 do presente estudo, veremos que o grau de fragmentação dos blocos nas duas morfologias regionais primárias é praticamente o mesmo. Isto é uma indicação de que a geodinâmica que criou estas morfoestruturas de blocos em ambos os casos é praticamente a mesma. Neste sentido, os processos de colisão transcontinental entre Gondwana e Neo Europa desempenham aqui um papel crucial.

Quadro 2 Superfície morfo-estrutural da faixa morfo-estrutural de Rila-Pirin

	Superfície das regiões	%	Morfo-estruturas		
	km^2		número (ver apêndice)	km^2	%
RILA OESTE	575.6	27	I	23.1	4
11 morphounits			II	15.7	3
superfície média	52.3		III	74.6	13
			IV	62.5	11

			V	135.8	23
			VI	37.9	7
			VII	10.7	2
			VIII	59.3	10
			IX	26.2	5
			X	70.4	12
			XI	59.4	10
RILA LESTE	418.1	20	XII	30.2	7
7 morphounits			XIII	37.2	9
superfície média	59.7		XIV	84.2	20
			XV	125	30
			XVI	55.1	13
			XVII	54	13
			XVIII	34.2	8
PIRIN	600.2		XIX	61.1	10
7 morphounits		28	XX	219	36
superfície média	86		XXI	208.5	35
			XXII	22.6	4
			XXIII	53.2	9
			XXIV	24.1	4
			XXV	11.7	2
SLAVYANKA	457.2	22	XXVI	63.6	14
9 morphounits			XXVII	69.7	15
superfície média	45.7		XXVIII	37.6	8
			XXIX	66.6	15
			XXX	130.9	29
			XXXI	6.5	1
			XXXII	19.7	4
			XXXIII	35.7	8
			XXXIV	26.9	6
PANGEO	48	2	XXXV	48	100
1 morphounits					
superfície média	48				
ELEOHORION	22.7	1	XXXVI		
1 morphounits					
superfície média	22.7				
TOTAL	2121.8				
34 morphounits	48				
superfície média	62.4				

2) As diferenças na estrutura do mosaico entre as duas zonas morfoestruturais discutidas são

determinadas pelo seu carácter morfotectónico. A zona morfoestrutural de Rhodopes é uma zona morfotectónica desenvolvida, enquanto a zona morfoestrutural de Rila-Pirin tem um carácter marcadamente estriado. O carácter escalonado da disposição das regiões morfoestruturais nesta última determina o número relativamente menor e a distribuição espacial das morfoestruturas individuais em forma de cúpula do Pleistoceno tardio-Holoceno. Neste caso, é importante a localização próxima das passagens morfoestruturais subparalelas do complexo da Mesta Média e da Struma Média. Encontram-se na fase final do seu desenvolvimento em ligação com a forte elevação das cúpulas morfoestruturais individuais sob a influência de processos modernos pela colisão transcontinental. As questões sobre o padrão de mosaico, tanto nas áreas de comparação como em toda a parte oriental da Península Balcânica, devem ser analisadas em pormenor. Atualmente, é definitivamente possível afirmar que a estrutura em mosaico é a principal caraterística morfo-estrutural do relevo local.

3) Atualmente, o padrão do mosaico está indubitavelmente relacionado com os efeitos da atividade sísmica. Já foi referido que a morfoestrutura dos blocos determina a natureza e a localização dos canais de energia sísmica. Até agora, a investigação identificou a atividade sísmica de certas partes de regiões morfoestruturais em ambas as zonas morfoestruturais. Com base na estrutura do bloco, está prevista a avaliação mais detalhada dos fenómenos sísmicos mais significativos ($M \geq 4$).

4) Por último, mas não menos importante, a construção em mosaico de blocos dos territórios em análise dita claramente o carácter do relevo regional e local contemporâneo. Resta saber quais são os processos exógenos envolvidos na modelação dos pormenores das diferentes formas de relevo.

Conclusão

A cordilheira de Rila-Pirin é, na verdade, uma das zonas morfoestruturais modernas da parte oriental da Península Balcânica. Distingue-se pelas seguintes caraterísticas importantes:

1) Já foi explicada a importância dos limiares dos circos na montanha Rila e na montanha Pirin - restos da única glaciação da montanha Würm manifestada nestes locais *(Mitkov, Gachev,* 2016). Estas circunstâncias mostram categoricamente que apenas há não mais de 30-40 mil anos, a altura máxima do relevo montanhoso na parte oriental da Península Balcânica não excedia 2200-2300 metros acima do nível do mar.

2) Extremamente interessantes são as mudanças na localização do rio Paleo Mesta no final do período Pleistocénico. O mapa mostra que a sul da morfoestrutura da chaleira de Gotse Delchev, na direção submeridional, estão dispostas a morfoestrutura de Peterlik, a morfoestrutura da chaleira de Levkomiya, a morfoestrutura da chaleira de Ohiron, a morfoestrutura de Shtuder, que se separam já orientadas na direção norte-noroeste e sul-sudeste da morfoestrutura da chaleira de Drama com a morfoestrutura de Elefteropolis a sul. É de salientar que, a partir do paralelo da cidade de Gotse Delchev, o rio Mesta abandona esta série de morfo-estruturas negativas de orientação submeridional e corta o maciço da montanha Rhodope. A única explicação lógica para este processo quaternário pode ser procurada numa elevação relativamente rápida e curta das cadeias montanhosas da parte sul da sequência morfoestrutural Rila-Pirin: Montanha Slavyanka, Montanha Strangats, Montanha Mavro vouno, Montanha Vrontous, Montanha Menoikio, Montanha Pangeo, Montanha Eleohorion. A descrição acima confirma mais uma vez a elevação quaternária não muito antiga da parte sul da sequência morfo-estrutural de Rila-Pirirn. Este facto, por sua vez, obrigou as águas do rio Mesta a procurar um novo caminho para as margens do mar Egeu, mas agora a leste, no interior do maciço montanhoso de Rhodope. Trata-se, obviamente, dos processos orogénicos do Quaternário nessa parte da península.

3) A cordilheira Rila-Pirin é delimitada longitudinalmente por duas passagens morfoestruturais complexas idênticas - a Struma Média e a Mesta Média. Isto determina a forma alargada da morfologia e a disposição escalonada das morfoestruturas individuais.

4) A cadeia montanhosa é a parte contemporânea mais elevada da topografia na parte oriental da Península Balcânica. Não se trata apenas de um único pico, mas de todo o carácter de alta montanha do relevo.

5) A abundância e a expressão clara das morfoestruturas arqueadas de montanha da morfogeração positiva do último Quaternário nesta parte dos Balcãs são impressionantes.

6) A maior elevação do relevo da serra surge na sua parte norte. Para sul, a expressão da topografia

diminui gradualmente. Este facto está obviamente relacionado com os processos de colisão transcontinental em curso nas terras montanhosas do Sul da Bulgária e do Norte da Grécia.

7) De particular interesse é o facto de a atividade sísmica na Cordilheira de Rila-Pirin estar concentrada nas duas periferias longitudinais. Ao mesmo tempo, os fenómenos sísmicos são muito menos frequentes e menos poderosos nos maciços das montanhas altas da cordilheira. É óbvio que a propagação da energia sísmica depende diretamente dos sistemas de falhas que rodeiam a cordilheira. Mas a maior elevação dos maciços montanhosos nestes locais não está obviamente relacionada com o aumento da libertação de energia sísmica.

A análise global da evolução e das caraterísticas de construção da Cordilheira de Rila-Pirin mostra que se trata de uma área da crosta terrestre espacialmente muito bem posicionada em relação à geodinâmica das terras circundantes. Este facto leva a crer que os processos endógenos de colisão transcontinental são controlados pela estrutura de blocos do mosaico terrestre profundo. Obviamente, é um bloco terrestre fortemente empurrado para cima que contrasta com as áreas montanhosas vizinhas. Isto, por sua vez, significa que a colisão transcontinental em profundidade dificilmente se processa de forma uniforme numa grande área. Obviamente, a estrutura crustal em mosaico tem um impacto distinto na evolução geodinâmica desta parte da topografia do planeta.

Referências

Alexiev, G. (1999). *Geomorphological zoning.* Revista Problems of Geography, Editora "ForKom", Instituto Geográfico da Academia de Ciências da Bulgária, p.p. 104-105. (em búlgaro)

Annaheim, H. (1939). Die Eiszeit im Rila Gebirge (Bulgarien). Petermanns Geogr. Mitteilungen, heft 2, p.p. 4149.

Baltakov, G. (1988). *Geomorfologia e paleogeografia do Quaternário.* Imprensa da Universidade de Sofia "St. Climent Ohridski", Sofia. (em búlgaro)

Bonchev, E. (1960). *Geologia da Bulgária.* Editora "Ciência e Arte", Vol. 2, Sófia. (em búlgaro)

Bozhilova, E. (1995). *O limite superior da floresta nos montes Rila. In pstgacial time - palaeoecological evidence from pollen analysis, macrofossil plant remains and 14C dating.* In: (Bozilova E., & S. Tonkov). Advances in Holocene paleobiology in Bulgaria. PENSOFT Press, Sofia-Moskow, pp.1-8.

Bozhkov, I., E. Plotnikov, M. Raynova, A. Buzev (1979). *Alguns novos dados para o desenvolvimento geológico da parte ocidental da depressão Struma.* Revista da Sociedade Geológica da Bulgária, 3, p.p. 292-297. (em búlgaro) **Burchfiel, B.C., R. Nakov, N. Dumurdzanov, D.J. Papanikolaou, Tz. Tzankov, T. Serafimovski, R.W. King, V. Kotsev, A. Todosov, B., Nurce** (2008). *Evolução e dinâmica da tectónica cenozóica do sistema extensional dos Balcãs do Sul.* Geosfera 4, p.p. 919-938.

Chankov, Zh. (1958). *Dicionário geográfico da Bulgária.* Imprensa "Ciência e Arte", Sófia, 537 p. (em búlgaro)

Cvijic, J (1908). Beobachtungen über die Eiszeit auf der Balkanhalbinsel, in den üdkarpathen und dem mysischen Olymp. Zeitschrift für Gletscherkunde, banda 3.

Galabov, Zh. (1946). *Breve caraterística fisiográfica da Bulgária.* Fundamentals of Geology of Bulgaria, Annual of geological and mineralogical studies, vol. 4, Sofia, p.p. 34-60. (em búlgaro)

Galabov, Zh. (1946a). *Quaternary sediments and Quaternary geomorphology in Bulgaria.* Fundamentals of Geology of Bulgaria, Annual of geological and mineralogical studies, vol. 4, Sofia. (em búlgaro)

Galabov, Zh., I. Ivanov, P. Penchev, K. Mishev, V. Nedelcheva (1956). *Physical geography of Bulgaria.*

Publ. "National education", Sofia, 344 p. (em búlgaro)

Galabov, Zh. (1982). *Geomorphological regions.* Geografia da Bulgária. Editora "Prof. Marin Drinov", Academia de Ciências da Bulgária, Sófia, p.p. 150-157. (em búlgaro)

Georgiev, G. (1959). Estudos sobre a geomorfologia das montanhas Slavyanka-Alibotush e arredores.

Anuário da VMGI,5, 2, p.p. 259-281. (em búlgaro)

Georgiev, G. (1973). *Contribuição para o estudo de geoestruturas e rochas metamórficas da Montanha Pirin do Sul, Montanha Slavyanka-Alibotush e suas montanhas vizinhas.* Actas, 20 anos VMGI, Sofia.

(em búlgaro)

Georgiev, M. (1991). *Physical geography of Bulgaria.* Imprensa da Universidade "St. Kliment Ohridski", Sofia. (em búlgaro)

Gerasimov, I. (1957). *Geographical surveys in Bulgaria.* Instituto Geográfico, Academia de Ciências da Bulgária, vol. 3, Sofia. (em búlgaro)

Glovnya, M. (1958). *Geomorphological investigations in southwestern part of the Rila Mountain* . Anuário da Universidade de Sofia "St. Kliment Ohridski", Sofia. (em búlgaro)

Ivanov, I. (1959). *On some issues of geomorphological zoning of Bulgaria.* Sociedade Geográfica Búlgara, vol.2, Sofia. (em búlgaro)

Ivanov, I., Tz. Mihaylov (1965). Desenvolvimento geomorfológico de parte do sopé sudoeste da montanha Pirin durante o Quaternário. Sociedade Geográfica Búlgara, Sofia, 5, p.p. 3-18. (em búlgaro)

Ivanov, D. (2001). *Interpretação paleoecológica de um diagrama polínico do graben de Sandanski (Sudoeste da Bulgária).* Comptes rendus de l'Acad. Bulg. Sci., 54 (5): p.p. 65-68.

Kamenov, B. (1985). *Nota explicativa sobre a folha de mapa Razlog na escala 1:100000.* Geofund, Comité de Geologia, Academia de Ciências da Bulgária, Sofia. (em búlgaro)

Kanev, D. (1977). *Zonas e áreas morfoestruturais na Bulgária.* Anuário da Universidade de Sofia "St. Kliment Ohridski", Sofia, 69, 2. (em búlgaro)

Kanev, D. (1983). *Geomorfologia geral.* Editora "Ciência e Arte", Sófia, 307 p. (em búlgaro) **Kanev, D.** (1989).

Geomorphology of Bulgaria. Imprensa da Universidade "Kliment Ohridski", Sófia, 322 p. (em búlgaro)

Katskov, N., D. Stoychev, N. Antova, A. Decheva, S. Yovchev, S. Kuleva, M. Spiridonova, Ts. Stoyanov, L. Filipov, L. Filipova (1985). *O mapa cosmofototectónico da Bulgária.* - Geologica Balcanica, 15, 1, p.p. 3-10. **Katskov, N., R. Marinova** (1992). *Nota explicativa sobre o mapa geológico da Bulgária na escala 1:100000 - folha de mapa Belitsa.* Instituto Geológico, Academia de Ciências da Bulgária, Sófia. (em búlgaro)

Kharkovska, A. (1984). *Zonas magmotectónicas terciárias no sudoeste da Bulgária.* - In: Magmatismo da Época de Formação de Molase e sua Relação com a Mineralização Endógena. Geol. Inst. "D Stura", Bratislava.

King, Ph. B. (1961). *The evolution of North America.* Princeton University Press, Princeton, New Jersey, Terceira Edição, 198 p.

Kirov, K., K. Palieva (1961). *Seismicity of the Struma Valley.* Geophysical Institute, Bulgarian Academy of Sciences, Sofia, 2, p.p. 37-93. (em búlgaro)

Kojumdgieva, E., I. Nikolov, P. Nedjalkov, A. Bisev (1982). *Estratigrafia do Neogénico no graben de Sandanski.* - Geologica Balc.,12, 3, p.p. 69-81.

Konstantinov, Hr. (1986). *Guia para aulas práticas de geomorfologia.* Publ. Universidade de Sofia "Kliment Ohridski", Sofia. (em búlgaro)

Koronovski, N.V. (2003). *Geologia comum.* Publ. Universidade Estatal de Moscovo. Moscovo, 410 p. (em russo) **Kozhuharov, D., G. Kirov, N. Ruskova, B. Sirakova** (1957). *Relatório sobre mapeamento geológico em escala 1: 25000 e trabalho de exploração preliminar realizado na área da Montanha Pirin do Sul, Montanha Strangats e Montanha Slavyanka.* Geofund do Comité de Geologia, Academia de Ciências da Bulgária, Sófia, p. 76. (em búlgaro)

Kozhuharov, D. (1968). *Pré-cambriano. Complexo proterozóico.* Stratigraphy of Bulgaria, Imprensa "Ciência e Arte", Sofia, p.p. 25-62. (em búlgaro)

Kozhuharov, D., R. Marinova (1994). *Nota explicativa sobre o mapa geológico da Bulgária na escala 1:100000 - folha de mapa Gotse Delchev.* Instituto Geológico, Academia de Ciências da Bulgária, Sófia. (em búlgaro)

Kuhlemann, J., E. Gachev, A. Gikov, S. Nedkov (2008). Glacial extent in the Rila mountains (Bulgaria) as part of an environmental reconstruction of the Mediterranean during the Last Glacial Maximum. Problemas de Geografia, 3-4, p.p. 87-96.

Kuhlemann, J., M. Milivojevic, I. Krumrei, P. Kubik (2009). Última glaciação da cordilheira de Sara (península dos Balcãs): Aumento da secura desde o LGM até ao Holoceno. Austrian Journal of Earth Sciences, 102, p.p. 146158.

Kuhlemann, J., E. Gachev, A. Gikov, S. Nedkov, I. Krumrei, P. Kubik (2013). Extensão glacial das montanhas Rila (Bulgária) durante o Último Máximo Glacial. Quaternário Internacional, 293. p.p. 51-62.

Leopold, L., M. Wolman, J. Miller (1995). *Fluvial Processes in Geomorphology,* Dover Publications, INC, Nova Iorque.

Louis, H. (1930). *Morphologische Studien in Sudwest-Bulgarien* - Geogr.Abh. R. 3, 2. (em alemão)

Marinova, R. (1993). *Nota explicativa sobre o mapa geológico da Bulgária na escala 1:100000 - folha de mapa Blagoevgrad.* Instituto Geológico, Academia de Ciências da Bulgária, Sófia. (em búlgaro)

Mitkov, I., E. Gachev (2016). *Idade do relevo glacial como um indicador da intensidade dos movimentos tectónicos nas montanhas do sudoeste da Bulgária.* Sessão científica de estudantes de doutoramento da FMNS, dedicada ao 40º aniversário da Universidade do Sudoeste "Neofit Rilski"-Blagoevgrad. p.p. 67-74.

Nakov, R., B.C. Burchfiel, Tz. Tzankov, L. Royden (2001). *Late Miocene to recent sedimentary basins in Bulgaria.* Geol. Soc. Of America, MCH088, p.p. 1-28.

Nedjalkov, P., E. Kojumdgieva, I. Bozkov (1988). *Ciclos de sedimentação nos grabens neogénicos ao longo do vale do Struma.* - Geologica Balcanica. 18.2, p.p. 61-66.

Nikolov, T., I. Sapunov (2002). *Stratigraphic codex of Bulgaria.* Editora "Prof. Marin Drinov", Academia de Ciências da Bulgária, Sófia, ISBN 954-430-857-1, 138 p. (em búlgaro)

Nikolov, V., M. Yordanova, I. Boteva (2013). Montanhas da Bulgária. Editora "Prof. Marin Drinov", Academia de Ciências da Bulgária, terceira edição, Sófia. (em búlgaro)

Penk, A. (1925). *Geologische und Geomorphologische Probleme in Bulgarien.* - Geologie, 38, p.p. 850-874. (em alemão)

Psilovikos, A., G. Koufos, G. Syrides (1985). *O problema dos leitos vermelhos no Norte da Grécia. In: VIII Congresso do Comité Regional de Estratigrafia Neogénica Mediterrânica.* Simpósio sobre Recursos Minerais do Cenósico Superior Europeu. 15-22 de setembro de 1985. Budapeste. Serviço Geológico Húngaro. p.p. 488-489.

Stoilov, D. (1995). *Zoneamento geomorfológico.* Enciclopédia da região de Pirin. Blagoevgrad, 202 p. (em búlgaro)

Stoyanov, Kr., Tz. Tzankov (2000). *Caraterísticas do mosaico estrutural Neogénico-Contemporâneo da Caldeira de Petrich.* Actas dedicadas aos 50 anos do Instituto Geográfico, Academia de Ciências da Bulgária, Sofia, p.p. 7985. (em búlgaro)

Stukin, I.S. (1980). *Glossário enciclopédico quadrilingue de Geografia Física.* Editora "Enciclopédia Soviética", Moscovo, 703 p. (em russo)

Tzankov, Tz., C. Burchfiel, L. Royden (1998). *Mapa neotectónico (Quaternário) da Bulgária - escala 1:500000.* NSBN 954 -01 - X. Editora "Grafica" - 19, Sofia.

Tzankov, Tz., C. Burchfiel, L. Royden (1998a). *Nota explicativa do mapa neotectónico (quaternário) da Bulgária - escala 1:500000.* NSBN 954 -01 - X. Editora "Grafica"-19, Sofia, 12.

Tzankov, Tz., G. Nikolov (1998). *Contemporary geodynamic aspects of Bulgarian Geodesy.* Anniversary book of 50 years of geodetic studies in the Bulgarian Academy of sciences, Central Laboratory of Geodesy, B.A.S., reports, Sofia, p.p. 53-61.

Tzankov, Tz., N. Spassov, G. Nikolov (1999). *Sobre o carácter do relevo do Paleogénico tardio e do Neogénico e a construção da paisagem no Sudoeste da Bulgária.* - In: Investigações geodinâmicas relacionadas com os terramotos de 1094 na área de Krupnik-Kresna. Simpósio "95 anos após os terramotos de Krupnik-Kresna 1904", 27-28 de abril, Blagoevgrad, relatórios, p.p. 85-94.

Tzankov, Tz., G. Nikolov (2000). *On the Late Oligocene-Middle Neogene Fundamental Change in the Regional Stress Field in the Northeastern Part of the Balkan Peninsula.* Geological Conference, 11-13 Oktober 2000, Session I - Regional Geology and Geodynamics, Book of abstracts, p.p. 167-168.

Tzankov, Tz., N. Popov, G. Nikolov (2000). *Sobre a evolução tectónica neogénica da Bulgária.* Compt. Rend. Bulg. Acad. of sci., 53, 3, Sofia, p.p. 63-66.

Tzankov, Tz., N. Spassov, G. Nikolov (2000a). *On the character of Late Paleogene and Neogene relief and landscape building in South-West Bulgaria.*

Tzankov, Tz. (2002). *Pré-requisitos para a evolução geodinâmica neogénica-Quaternária da Bulgária.* Conferência científica internacional em memória do Prof. Dimitar Yaranov, Actas, Varna, vol.1, p.p. 34-141. (em búlgaro)

Tzankov, Tz., K. Stoyanov, M. Ivanov, L. Terziyska (2002). *Geomorfologia do alargamento do rio Struma Walley de Blagoevgrad (Sudoeste da Bulgária).* In: Contribuições científicas do Prof. Dimitar Yaranov, relatórios - primeira parte. Conferência Científica Internacional em memória do Prof. Dimitar Yaranov - Varna, setembro de 2002. Editora do Instituto Geográfico da BAS - ISBN 954-9531 - 11 - 2, Sofia, p.p. 262-269.

Tzankov, Tz., K. Stoyanov (2003). *Sobre o zoneamento geomorfológico da Bulgária.* Actas, Publ. União de

Cientistas - Stara Zagora, vol. 4, p.p. 50-54. (em búlgaro)

Tzankov, Tz., N. Spassov, K. Stoyanov (2005). *Neogene-Quaternary paleogeography and geodynamics of the Middle Struma River.* Editora "Neofit Rilski"- Blagoevgrad. ISBN 954-680-365-0, Blagoevgrad, 199 p. (em búlgaro)

Tzankov, Tz. (2005). *Sobre a evolução e o carácter da morfogénese pós-Pleistoceno Inicial na zona morfoestrutural de Vitosha.* Problemas de Geografia, 1-2, Sofia, p.p. 27-36.

Tzankov, Tz. (2007). *Morfogénese do Quaternário Tardio no Sudoeste da Bulgária.* Conferência científica internacional da Faculdade de Matemática e Ciências Naturais da Universidade do Sudoeste "Neofit Rilski" - Blagoevgrad, 6-10 de junho. 2007, relatório plenário.

Tzankov, Tz. (2008). *Sobre a geodinâmica contemporânea da península dos Balcãs.* Conferência científica internacional FMNS' 2007, SWU "Neofit Rilski", ISBN 978-954-680-537-9, Blagoevgrad.

Tzankov, Tz. (2009). *Aspectos gerais da tectónica lístrica Neogénica-Quaternária da Bulgária.* In: Alterações globais, vulnerabilidade, mitigação e adaptação. Fifth International conference, 17-18 April 2008, Sofia University "St. Kliment Ohridski", Faculty of Geology and Geography, "St Kliment Ohridski" University Press, ISBN 978-954-07-2900-8, proceedings, Sofia, Bulgaria, p.p. 116-120.

Tzankov, Tz. (2009a). *Sobre a geodinâmica contemporânea da península dos Balcãs.* In: Global changes, vulnerability, mitigation and adaption. Fifth International conference, 17-18 April 2008, Sofia University "St. Kliment Ohridski", Faculty of Geology and Geography, "St Kliment Ohridski" University Press, ISBN 978 -95407-2900-8, proceedings, Sofia Bulgaria, p.p. 126-128.

Tzankov, Tz. (2009b). *Levantamento morfo-estrutural da microplaca búlgara.* Conferência Científica Internacional FMNS'2009, SWU "Neofit Rilski", Blagoevgrad.

Tzankov, Tz. (2010). *Passagens morfo-estruturais complexas da zona morfo-estrutural de Rila-Rhodopean (Bulgária).* Geografia e desenvolvimento regional. Conferência internacional do Instituto de Geofísica, Geodesia e Geografia da

B.A.S., Proseedings, ISBN 978-954-9649-07-9, Sofia, outubro de 2010, p.p. 192 -197.

Tzankov, Tz. (2010a). *Principais morfounidades regionais da zona morfoestrutural de Rila-Rhodope.* Global Changes and regional development - 6-th International Scientific Conference of the Geology and Geography Faculty of "St. Climent Ohridski" University of Sofia. 16-17 de abril de 2010 em Sófia, Editora da Universidade.

Tzankov, Tz. (2010b). *O relevo e a cobertura vegetal (madeira) - factores para os incêndios florestais de montanha (como exemplo da bacia do rio Blagoevgrad Bistritsa).* Conferência científica internacional FMNS'2009, SWU "Neofit Rilski", Blagoevgrad.

Tzankov, Tz. (2010c). *Passagens morfo-estruturais complexas da zona morfo-estrutural de Rila-Rhodopean (Bulgária).* Geografia e desenvolvimento regional. Conferência internacional do Instituto de Geofísica, Geodesia e Geografia da BAS, Proseedings, ISBN 978-954-9649-07-9, Sofia, outubro de 2010, 192.

Tzankov, T., Sv. Stankova (2011). *Principais tendências da morfogénese quaternária na parte oriental da Península Balcânica.* Fourth International Scientific Conference - FMNS2011, Faculdade de Matemática e Ciências Naturais, volume 2, ISBN 1314-0272, SWU "Neofit Rilski", Blagoevgrad, p.p. 266-273.

Tzankov, T., Sv. Stankova (2011a). Morphostructure of the Eastern Stara planina Mountains Range. Editora "Grafika-19", Sófia, Bulgária, 112 p. (em búlgaro)

Tzankov, Tz. (2012). *Levantamento morfoestrutural da microplaca búlgara.* Conferência Científica Internacional FMNS'2009, SWU "Neofit Rilski", Blagoevgrad.

Tzankov, T., S. Stankova (2012a). *Princípios e critérios da divisão morfo-estrutural regional da parte oriental da Península Balcânica.* Anuário da Universidade Konstantin Preslavsky de Shumen, Faculdade de Ciências Naturais, Ciências da Terra, Imprensa Universitária "Bispo Konstantin Preslavsky", ISSN 1311-834X, Shumen, p.p. 2225.

Tzankov, T., S. Stankova (2012b). *Some general conclusions about the morphostructure of the Eastern Stara Planina Mountains Range.* Prboceedings of the Seventh International Conference "Security in the age of Global Changes", 1-16 de abril de 2011, Faculdade de Geologia e Geografia, Universidade de Sofia "St. Kliment Ohridsky", ISBN 978-954-07-3375-3, Sofia, p.p. 240 - 242.

Tzankov, Tz. (2013). *Morphostructural analysis.* Editora "Grafika-19", Sófia, Bulgária, ISBN 978954-9764-34-5, 160 p. (em búlgaro)

Tzankov, Tz., Sv. Stankova (2013). *Fronteiras e principais unidades regionais da Micro Morfotectura Continental Búlgara (Parte Oriental da Península Balcânica).* Ata Scientifica Naturalis, Universidade de Shumen, volume 1, 2013.

Tzankov, Tz., R. Iliev (2015). *Morfoestrutura do Maciço Montanhoso Rodopeano.* Editora "Grafika-19", Sófia. ISBN 978-954-9764-37-6;

Tzankov, Tz., Kr. Stoyanov, Sv. Stankova, R. Iliev, I. Mitkov, T. Aleksieva (2016). *Morphotectonics Causes for the Seismic Hazard in South-West Bulgaria.* Conferência científica internacional "Aspectos geográficos do planeamento e utilização do território em condições de mudanças globais". Sociedade Geográfica da Bulgária, cidade de Varshets, Bulgária, setembro de 2016, ISBN 978-619-90446-1-2, p.p. 62-64.

Tzankov, Tz., Sv. Stankova, R. Iliev, I. Mitkov (2016). *Base metodológica da análise morfoestrutural regional.* Quinta Conferência Científica Internacional "Ciências Geográficas e Educação", dedicada aos 45 anos da fundação da Universidade de Shumen "Bispo Konstantin Preslavski" e 20 anos desde a criação do Departamento de "Geografia", Shumen, novembro de 2016. (em impressão)

Yaranoff, D. (1963). *La Neotectonique de la Bulgarie.* Revue de Geographie phisique et de Geologie dynamique, 5, 2, Paris, p.p. 75-83. (em francês)

Yaranov, D. (1960). *Tectónica da Bulgária.* Editora "Technics", Sófia. (em búlgaro)

Vaptsarov, I., K. Mishev (1977). *Principais regularidades no desenvolvimento das morfo-estruturas na Bulgária.* Revista Problemas de Geografia, 1, Sofia. (em búlgaro)

Vaptsarov, I., K. Mishev (1982). *Análise morfo-estrutural do relevo.* Revista Problemas de Geografia, 1- Geografia Física, Publ. B.A.S., Sofia. (em búlgaro)

Vaptsarov, I., S. Velev, M. Yordanova, D. Gorunova (1989). *The Rila-Rhodopean area.* Geography of Bulgaria, Publishing House "Prof. Marin Drinov", Bulgarian Academy of Sciences, vol.3, Sofia. (em búlgaro) **Vaptsarov, I., G. Alexiev, V. Vlaskov** (1997). *Geomorphological zoning.* Editora "Prof. Marin Drinov", Academia de Ciências da Bulgária, Sófia, p.p. 103-105. (em búlgaro)

Vrabljanski, B. (1972a). *Uma tentativa de cálculo do balanço material durante a fase neotectónica na bacia do Struma Central (Sudoeste da Bulgária).* - Relatórios, B.A.S., 11, p.p. 1545-1547.

Vrabljanski, B. (1972b). *Neotectónica das partes centrais do vale do rio Struma (SW Bulgária).* - Relatórios, B.A.S.,

12., p.p.1693-1696.

Vrabljanski, B. (1973). *Gradiente sumário da componente vertical dos movimentos neotectónicos no vale do curso central do rio Strouma.* - Relatórios, B.A.S., 5, p.p. 687-690.

Vrabljanski, B. (1974a). *Depondência entre a tectónica e a acumulação durante o Quaternário no Sudoeste da Bulgária.* - Relatórios, B.A.S., 7, p.p. 77-89.

Vrabljanski, B. (1974b). *Principais linhas de ativação tectónica da crosta terrestre na Bulgária durante o Antropogeu.* - Relatórios, B.A.S., 7, p.p. 953-956.

Vrabljanski, B. (1974c). *Recentes movimentos verticais da crosta terrestre no sudoeste da Bulgária.* - Relatórios, B.A.S., 6, p.p. 831-833.

Zagorchev, I. (1969). *A falha profunda de Struma durante a Fase Orogénica Alpina tardia* -Ata Geol. Sci.Hung.13, p.p. 437-441.

Zagorchev, I. (1970). *Sobre os movimentos neotectónicos em parte do Sudoeste da Bulgária.* Editora "Prof.

Marin Drinov", Academia das Ciências da Bulgária, Sófia, p.p. 141-152. (em búlgaro)

Zagorchev, I. (1971). *Some features of the young Alpine block construction ofpart of Southwest Bulgaria.* Publ. Geological Institute, Bulgarian Academy of Sciences, series Geotectonics, Sofia, vol. 20, p.p. 17-27. (em búlgaro)

Zagorchev, I. (1992). *Desenvolvimento neotectónico do lineamento Struma (Kraistid), Sudoeste da Bulgária e Norte da Grécia* - Revista Geológica, 129, 2, p.p. 197-222.

Zagorcev, I. (1992a). *Neotectónica das partes centrais da Península Balcânica: caraterísticas e conceitos básicos.*

Geol. Rundschau, 81, 3, p.p. 635-654.

Zidarov, N., I. Stoyanov, A. Kostov, Hr. Ignatova, A. Penchev, G. Hadzhiev, N. Simeonova, A. Mladenova (1969). Report about geology of part from Middle and Northern Pirin Mountain. Geofund, Academia de Ciências da Bulgária, Sofia. (em búlgaro)

*** *Distrito de Blagoevgrad. Caracterização geográfica* (1977). Sofia. (em búlgaro)

*** *Geografia da Bulgária* (1966). Academia das Ciências da Bulgária, vol.1, Sófia. (em búlgaro)

*** *Geografia da Bulgária* (1982). Academia de Ciências da Bulgária, vol.1, Sófia. (em búlgaro)

*** *Geografia da Bulgária* (2002). Physical and socio-economic geography, Academia de Ciências da Bulgária, ForKom Press, Sofia. (em búlgaro)

*** *Geografia física da Bulgária* (1956). Imprensa "Educação nacional", Sófia, 346 p. (em búlgaro)

*** *Problemas de geologia no sudoeste da Bulgária* (1984). Imprensa "Technics", Sófia. (em búlgaro)

*** https://www.iris.edu/hq/

Apêndice

Mapa morfo-estrutural da Cordilheira de Rila-Pirin (M 1:500 000)

MORPHOSTRUCTURE OF THE RILA-PIRIN MOUNTAINS RANGE

Tzanko Tzankov, Svetla Stankova, Rosen Illiev, Iliya Mitkov, Tatyana Alexieva

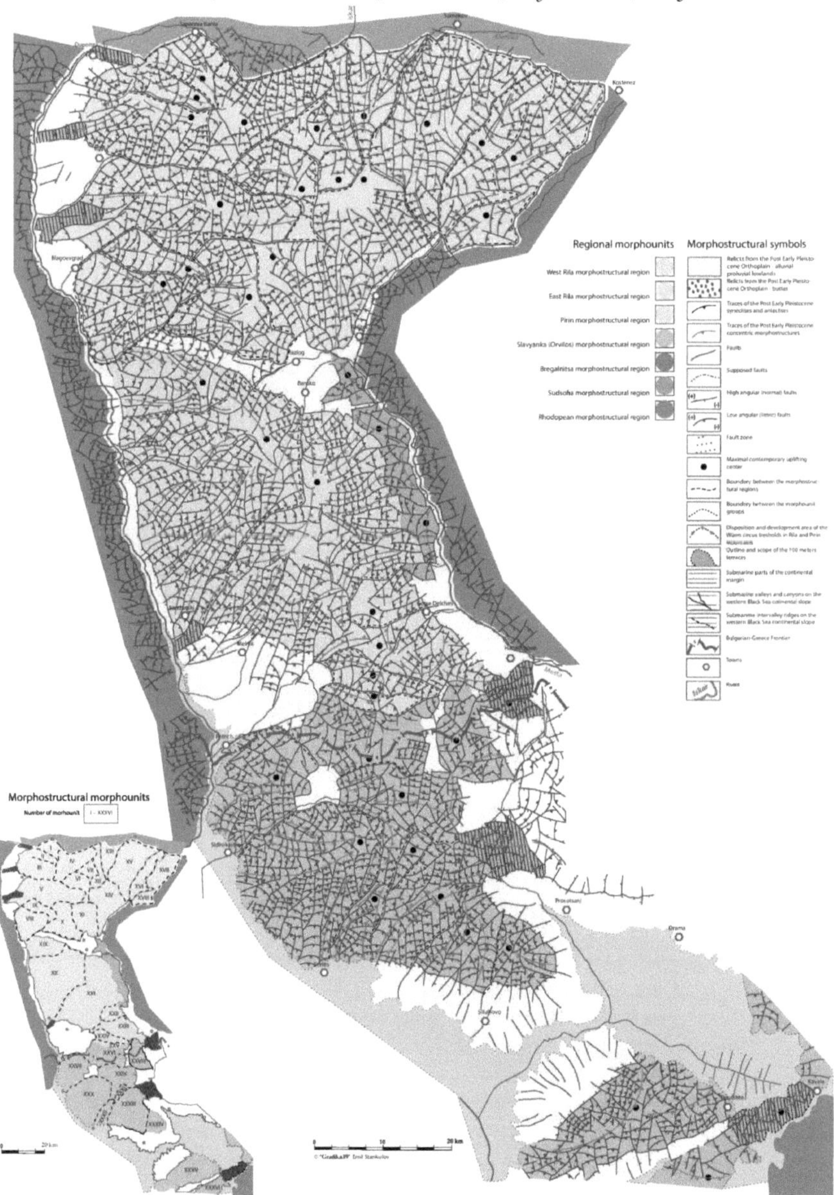

Mesas fotográficas

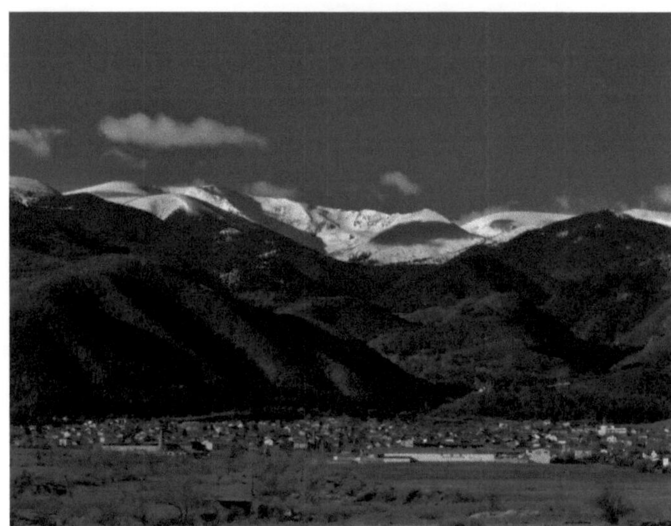

Foto 1 Uma série de falhas listradas com formas de relevo expressivas na montanha de Rila.

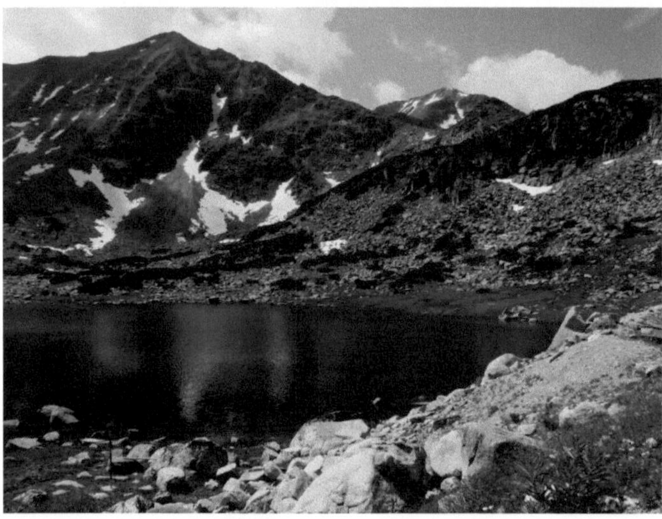

Foto 2 Vista do pico de Musala (2925 m de altitude) - o pico mais alto da montanha de Rila e de toda a Península Balcânica. O achatamento em frente é cortado por falhas listradas.

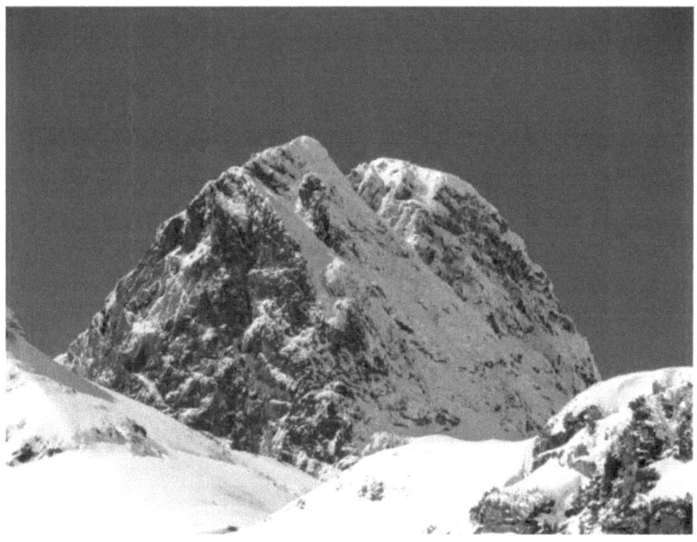

Foto 3 Vista do pico Zliqt zab ("O dente do mal") (2678 m a.s.l.) na montanha Rila. Existe uma série expressiva de falhas listradas.

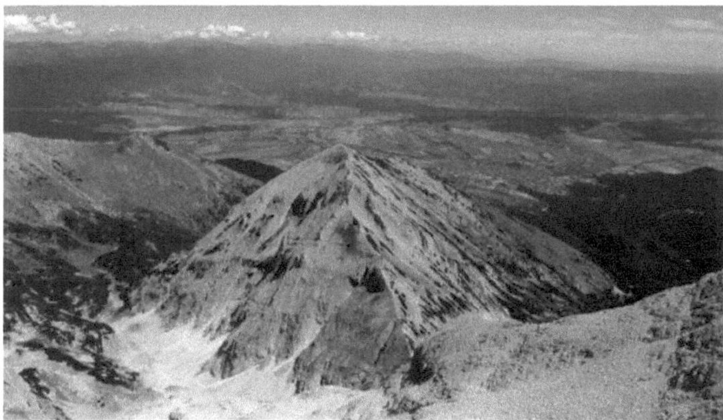

Foto 4 Pico Tsarna mogila (2682 m a.s.l.) na montanha Pirin. Relevo piramidal controlado por falhas listradas (vertente direita).

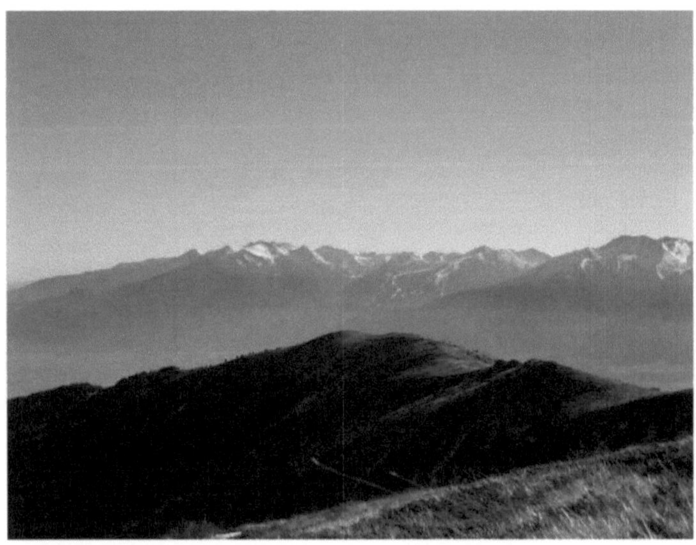

Foto 5 Uma cascata de falhas listradas num cume isolado na parte norte da montanha Pirin.

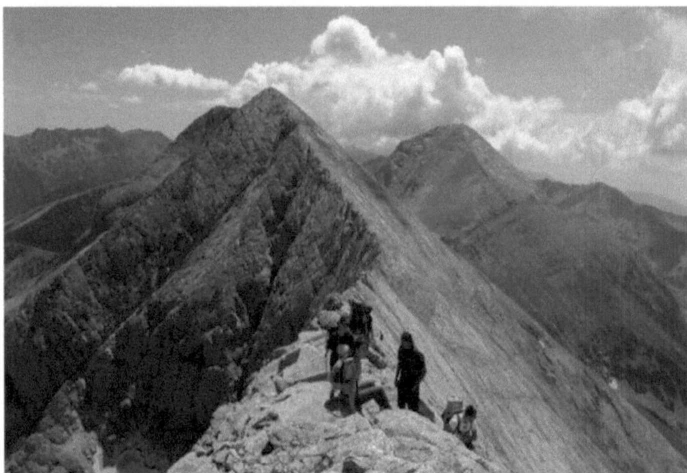

Foto 6 Pico Koncheto (2800 m a.s.l.) que liga o pico Kutelo (2907 m a.s.l.) e o pico Banski suhodol (2884 m a.s.l.) na montanha Pirin. Existe uma superfície de falha listrada única nos mármores.

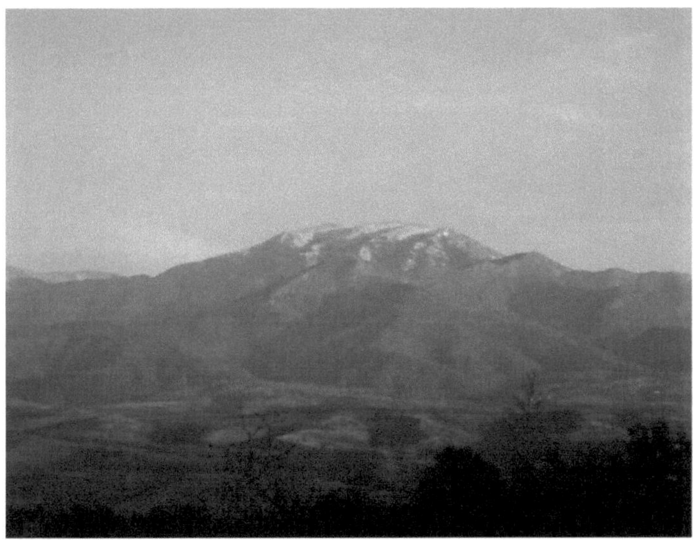

Foto 7: Montanha Slavyanka (Orvilos), vista de norte, a partir da aldeia de Novo Hodzhovo. Ao fundo, o relevo em forma de cúpula da montanha.

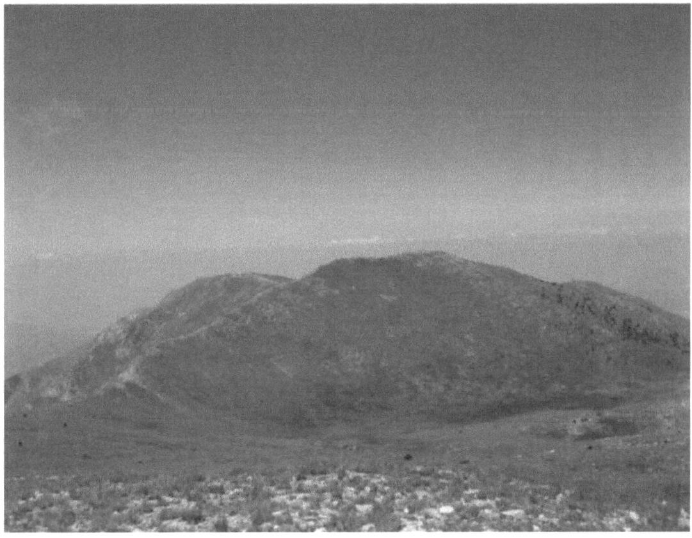

Foto 8 Uma falha listrada no pico Ali Botush (2212 m a.s.l.) - o ponto mais alto da montanha Slavyanka.

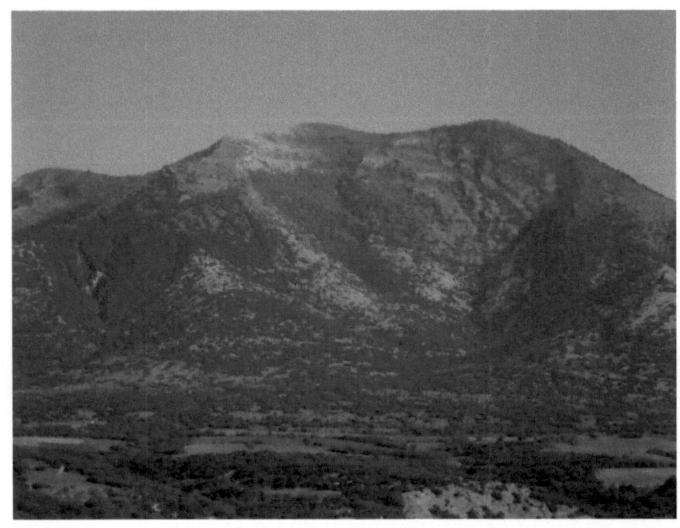

Foto 9: Montanha Slavyanka (Orvilos), vista do sul (Norte da Grécia). Existe uma série de falhas listradas.

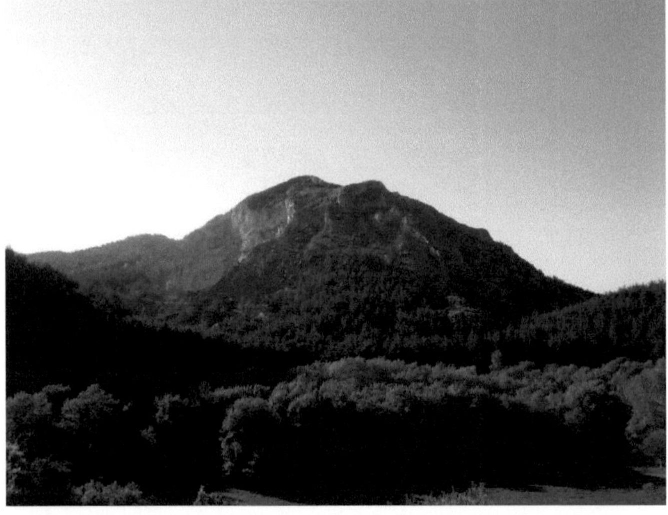

Foto 10 Sistema de falhas listradas na montanha de Angistro, no norte da Grécia.

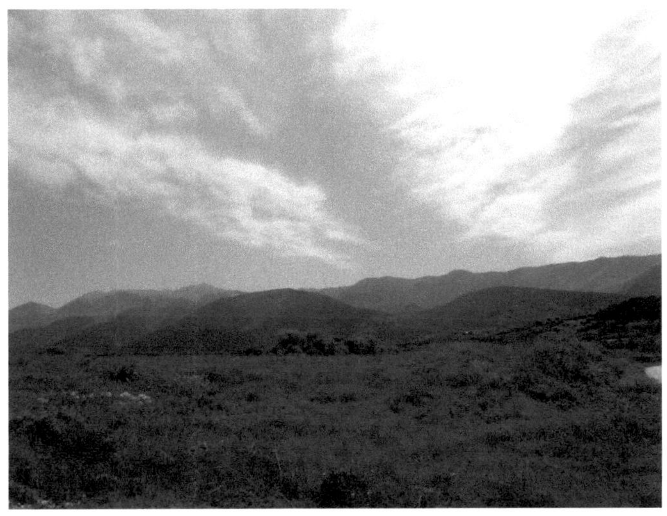

Foto 11 Topografia listrada na montanha Pangeo, no norte da Grécia.

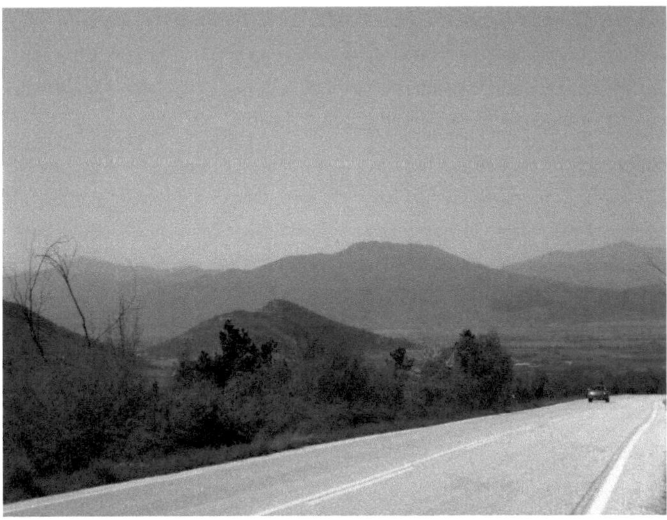

Foto 12 Limiar morfoestrutural de Kato Neurokopi, situado entre as morfoestruturas de Levkonia e Ohiron (Nordeste da Grécia)

Sobre os autores

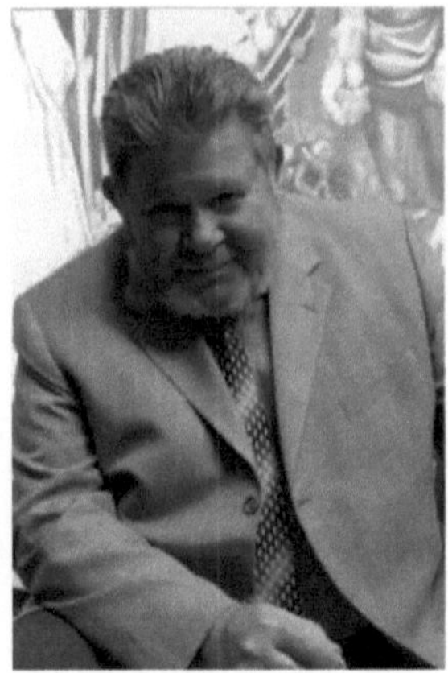

O Prof. Dr. Tzanko Vasilev Tzankov nasceu em Sófia (1936). Mestrado em Geologia na Universidade de Sófia "St. Climent Ohridski" (1958). Estudante de pós-graduação em análise estrutural no Instituto de Geotectónica em Berlim (1965-1966) com o Prof. Dr. Sci. K.B. Jubitz (como bolseiro de Alexander von Humbolt) e na Universidade de Erlangen (1968-1969) com o Prof. Dr. Sci. W. Schwan. Defendeu o doutoramento (1967) e o grau de Dr. Sci. (1986) na área de Ciências Geológico-Mineralógicas (Geotectónica) na Universidade de Sófia "St. Climent Ohridski".

Publicou mais de 340 artigos científicos (incluindo autor ou coautor de mais de 28 monografias e livros) no domínio da tectónica regional, análise estrutural, geologia regional, litoestratigrafia da parte oriental da Península Balcânica, Tell Atlas (Norte de África), Cuba e algumas regiões da Europa Central e Oriental. Trabalha e publica sobre a paleogeodinâmica fanerozóica, a tectónica regional neogénica-moderna, a sismotectónica e a geologia aplicada na parte oriental da Península Balcânica. Redigiu 8 e criou 15 das mais de 92 folhas e respectivas notas explicativas do primeiro mapa geológico completo da Bulgária à escala 1:100 000 (1989-1995). Autor principal e editor do primeiro mapa neotectónico (Quaternário) da Bulgária à escala 1:500 000 e respectiva nota explicativa. Coautor de vários mapas tectónicos e geológicos em diferentes escalas da Bulgária, da região dos Cárpatos-Balcãs, da Europa Oriental e de Cuba. Participante em vários projectos internacionais no domínio da Geologia, Tectónica e Ecologia. Lecciona cursos universitários no domínio da Geomorfologia, Geologia, Geotectónica, Risco sísmico, etc. Foi professor convidado na Universidade de Erlangen, Universidade de Torino, MIT em Boston, etc. Diretor científico de sete estudantes de doutoramento e de mais de 50 estudantes de licenciatura e mestrado. Vencedor de vários prémios científicos internacionais e estatais. Atualmente, é professor honorário na Universidade do Sudoeste "Neofit Rilski"- Blagoevgrad e na Universidade de Shumen "Episkop Konstantin Preslavsky". Fluente: Alemão (Avançado), Espanhol (Avançado), Russo (Avançado), Inglês (Intermédio), Francês (Intermédio), Sérvio (Básico).

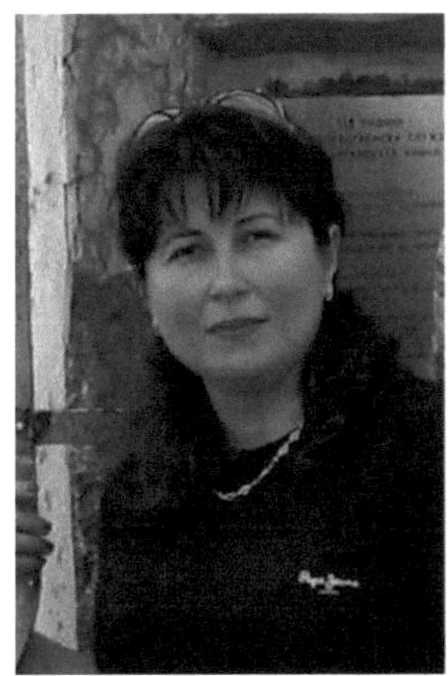

A Prof. Dra. Svetla Dimitrova Stankova nasceu a 15 de setembro de 1974, em Shumen, no nordeste da Bulgária. Em 1997, licenciou-se na Universidade de Shumen "Bishop Konstantin Preslavsky" em Biologia e Geografia. Desde 2010, é doutorado em Geografia e, desde 2012, é professor associado na área das Ciências da Terra com especialização em Geomorfologia e Paleogeografia. Desde 2017, é Diretor do Departamento de Geografia, Desenvolvimento Regional e Turismo da Faculdade de Ciências Naturais da Universidade de Shumen "Bishop Konstantin Preslavsky". Autor e coautor de mais de 70 publicações científicas no domínio da geomorfologia regional, geomorfologia estrutural, recursos turísticos naturais da Bulgária, 1 monografia e 5 livros universitários sobre Geologia e Geomorfologia Geral e Regional, Geologia e Geomorfologia da Bulgária, Geografia Natural da Bulgária e do Mar Negro em 2 partes e geografia natural dos continentes e outros. Orientador científico de mais de vinte estudantes de Geografia. Interesses científicos no domínio da geomorfologia regional, análise morfo-estrutural, turismo científico-cognitivo, etc. Fluente: Russo (Intermédio), Inglês (Básico).

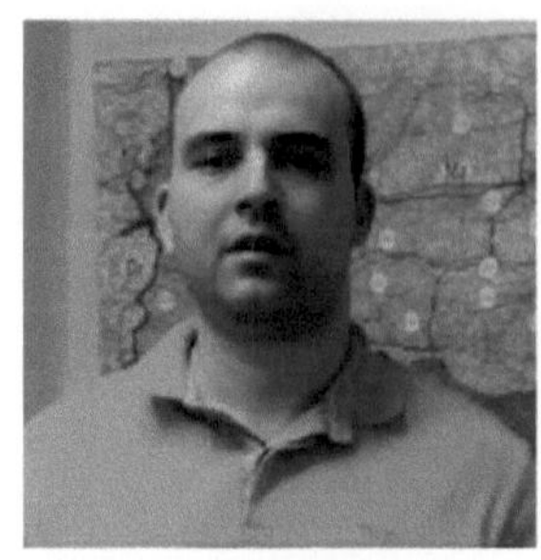

Rosen Iliev nasceu em Petrich, Bulgária (1988). Em 2011 obteve o grau de bacharel e em 2013 o grau de mestre em Geografia. Desde 2015 é estudante de doutoramento no domínio da Geografia Física na Universidade do Sudoeste "Neofit Rilski"- Blagoevgrad, Bulgária. Áreas de interesse científico: Geomorfologia, tectónica de placas, análise morfoestrutural, análise (geo)fractal, risco sísmico, geosinergia. Coautor do livro *"Morphostructure of the Rhodopean mountain massif"* (2015). Fluente: Inglês (Avançado), Alemão (Intermédio), espanhol (Intermédio), russo (Intermédio), neerlandês (Intermédio), italiano (Básico).

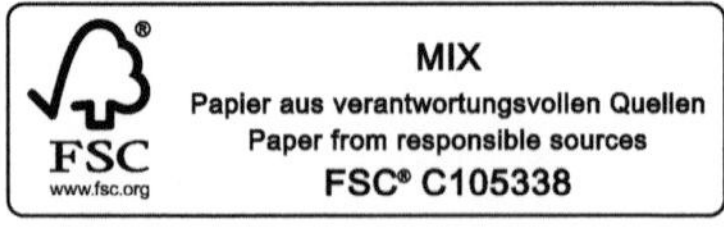

Printed by Books on Demand GmbH, Norderstedt / Germany